JN181979

美と
アンチエイジングの
要は「背中」！

後ろ姿美人
YOGA

ヨガインストラクター　中村尚人
Naoto Nakamura

BAB JAPAN

Introduction

はじめに

はじめまして。ヨガインストラクターのＮａｏｔｏです。

「美しい」と一言でいっても、そこにはいくつかキーポイントがあると思います。心が美しい、言葉づかいが美しい、所作が美しい、目鼻立ちが美しい、姿勢が美しい。本書では、そのなかでも特に「後ろ姿が美しい」に注目してみました。

多くの人にとって「後ろ姿」は、普段なかなか意識がいかないものです。鏡で正面は念入りにチェックしても、後ろ姿までしっかり気を配れている人は少ないのではないでしょうか。自分で見えない部分は、ついおざなりになりがちです。

しかし、実は後ろ姿こそ、その人の印象や美しさを大きく左右するものなのです。気を抜いた後ろ姿には、年齢や体型が出やすく、姿勢や歩き方が悪いと、疲れた印象や老けた印象を与えてしまいます。しかし逆に、背筋がすっと伸びて颯爽としていれば、若々しく美しい印象になります。

本書では、普段はなかなか意識しづらい「後ろ姿」を整え、美しさをアップさせるために、ヨガのポーズを活用していきます。ヨガのポーズは、自分の体と向き合う方法です。体を伸ばしたり、縮めたり、ひねったりしながら、体に刺激を与えて、様々な部位への気づきを高め、ゆがみを整えていきます。

ヨガというと体が硬いからできなさそう、瞑想とか難しそうだし、とっつきにくい…そんなふうに考える方もいるかもしれませんが、本書はそんな方でも気軽な気持ちで始められるよう、この「後ろ姿美人ヨガ」を構成しました。頭で立つとか、逆立ちをするような難しいポーズは出てきません。そして、ヨガのポーズだけでなく、美しくあるための姿勢ポイントなど、簡単なのにすぐ効果を実感できる有益な情報も満載です。

そして本書を入り口としてヨガの奥深さに興味が出てきたら、より古典的なヨガに触れてみるのもいいかもしれません。ヨガには、心も内臓も、きれいにする効果があるのです。

美しさをテーマにヨガの素晴らしさをお伝えできることに感謝します。
それでは、後ろ姿美人への入口へようこそ。

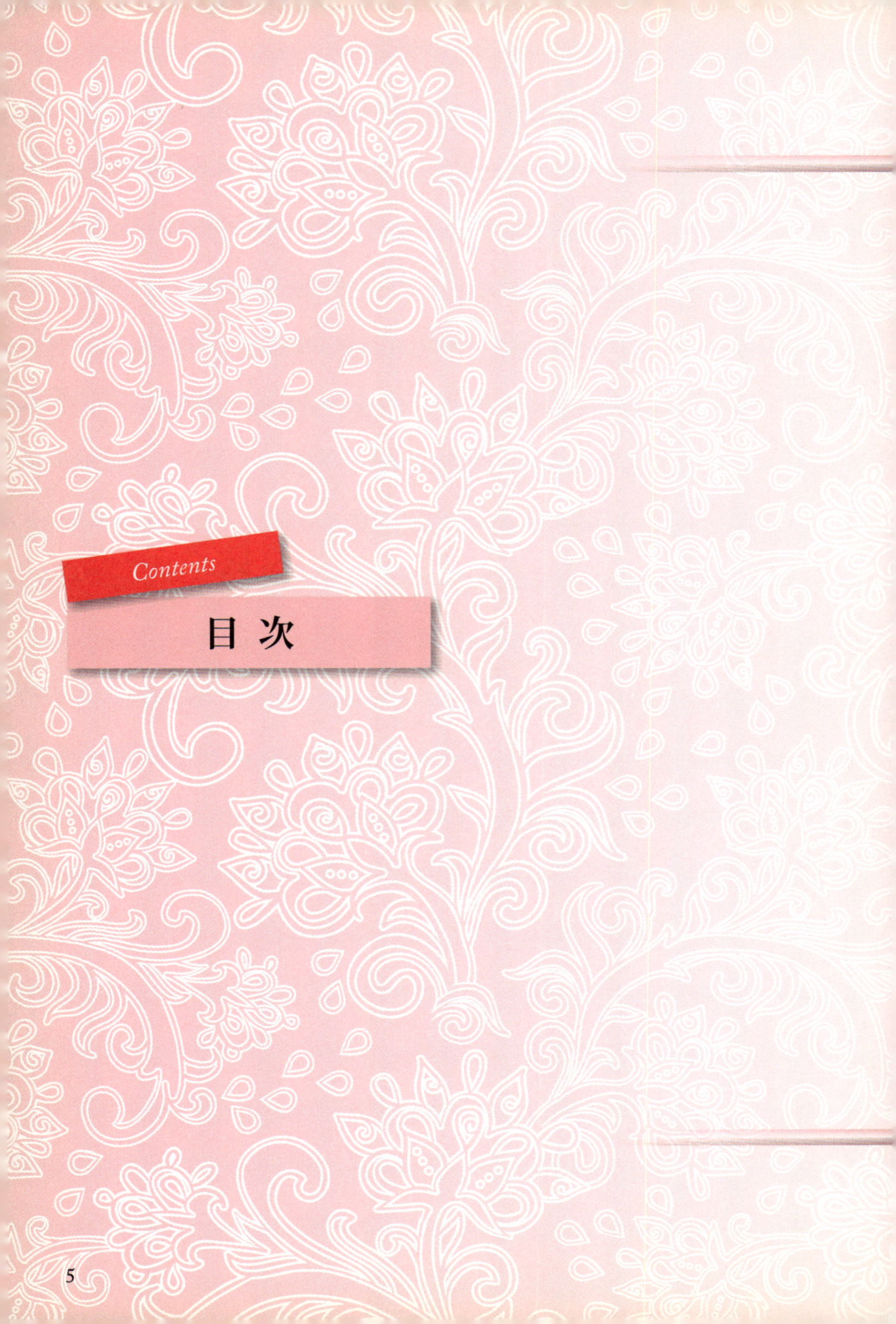

Contents

目次

第3章　後ろ姿美人の生活

第4章　美と健康に役立つヨガの知恵

First Chapter

第1章

後ろ姿のポイントは「背中の意識」

美姿勢のキーポイントは後ろ姿

皆さんは鏡を見ながら、自分の見えるところには気を配りますよね。メイクをしたり、ヘアスタイルを整えたり。髪の毛も前髪に特に注意を払っているのではないでしょうか。

しかし、自分で簡単には見えないところ、つまり後ろには、それほど気を配れていないのではないでしょうか。でも他人は、実は前と同じくらい後ろを見ています。あなた自身も、人の後ろ姿がけっこう目に入っているはずです。美しさを考えた時、後ろ姿はまさに死角になっているのです。

後ろ姿といえば、目立つのは背筋の状態です。猫背や傾いている姿勢は、多くは後ろから見た時に目につきやすくなります。前から見ている時は、表情や口の動きなど、顔からの情報が多いのであまり目立たないのですが、顔のない後ろ姿は、他人にとっては背中が情報源であり、気になってしまうところなのです。

ハリウッドの女優さんたちがレッドカーペットを歩く姿は、本当に美しいですね。そのドレスの着こなしを想像してみましょう。背中が大きく開いたドレスが多いですね。

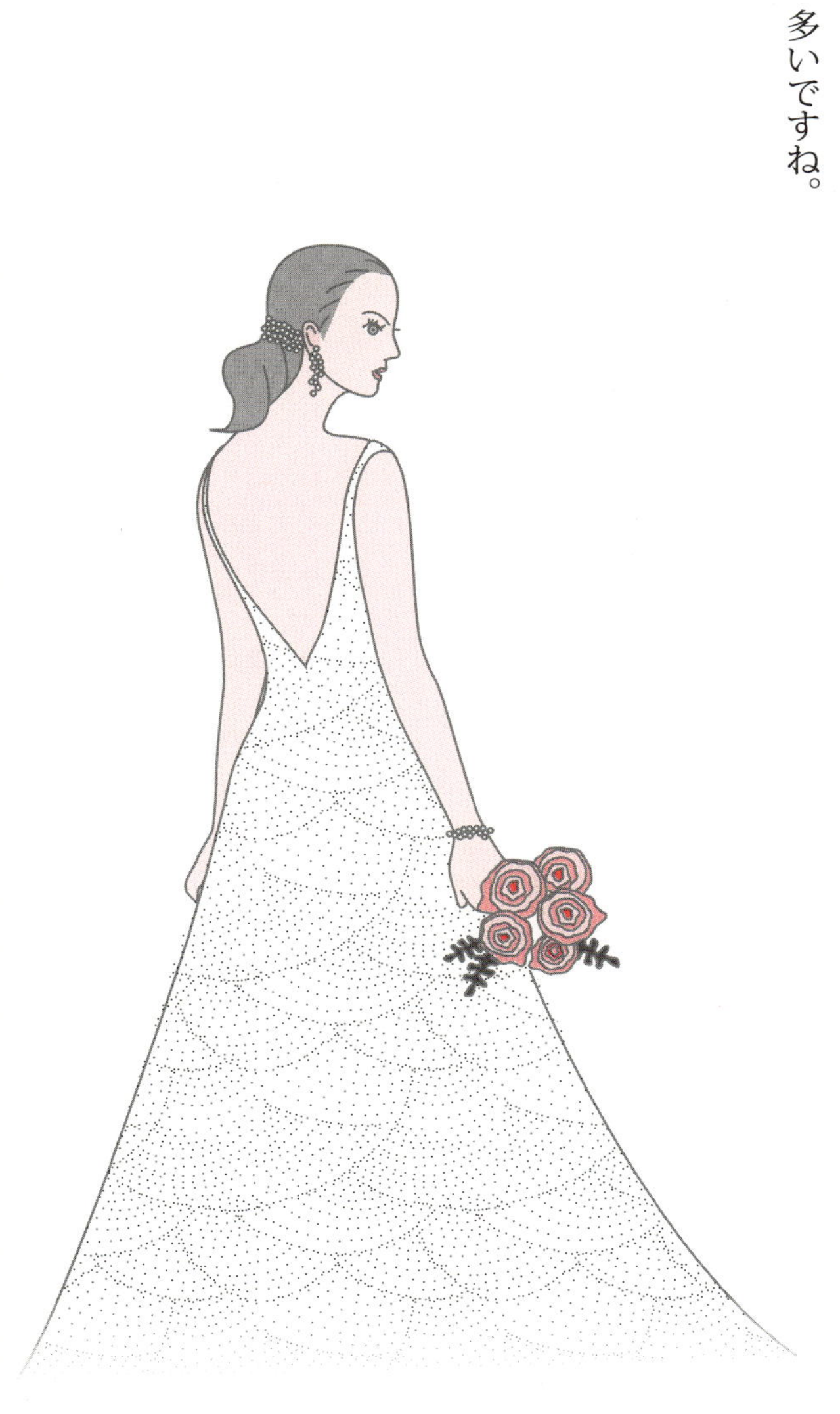

なぜ背中を出すのか。美しくないところは出さないですよね。背中が魅力的だからです。背骨の滑らかな曲線（生理的弯曲）や、肩甲骨などが、後ろ姿の美しさの指標なのだと思います。「男は背中で語る」といいますが、女性も背中で魅力を表現しているのです。後ろ姿美人になるには、背面を整えることが重要ですね。

背中と同じく重要なのが、ヒップとウエストラインです。

丸みのあるヒップやくびれたウエストは、女性らしい体型の象徴といえます。2007年のテキサス大学の研究によると、男性が魅力的だと感じる黄金比は「ウエスト：ヒップ＝7：10」なのだそうです。オードリー・ヘップバーンもマリリン・モンローもこの黄金比だそうです。

この黄金比は、女性が最適な健康状態であることを示しており、骨盤の動きが柔軟で、骨盤内の子宮や卵巣などの臓器の機能もよいというサインになります。男性は、女性の健康状態や繁殖能力を無意識レベルで感じ取り、美しさ、魅力として捉えているのでしょう。つまり、美しさとは、若さと健康を示すものでもあり、生物学的な観点からも理にかなっているものなのですね。

　そして、ここで重要なのは、そうした外見的な美しさや魅力は、年齢だけで決まってしまうものではないということです。年齢を感じさせない引き上がったヒップやくびれたウエストは、心がけ次第で形作ることができるのです。これらは、股関節や胸郭（肋骨）の位置によって、見え方がまるで違ってきます。逆に、いくら若くても、お

	7　:　10	
例	ウエスト	ヒップ
	58cm	81.2cm
	61cm	85.4cm
	64cm	89.6cm

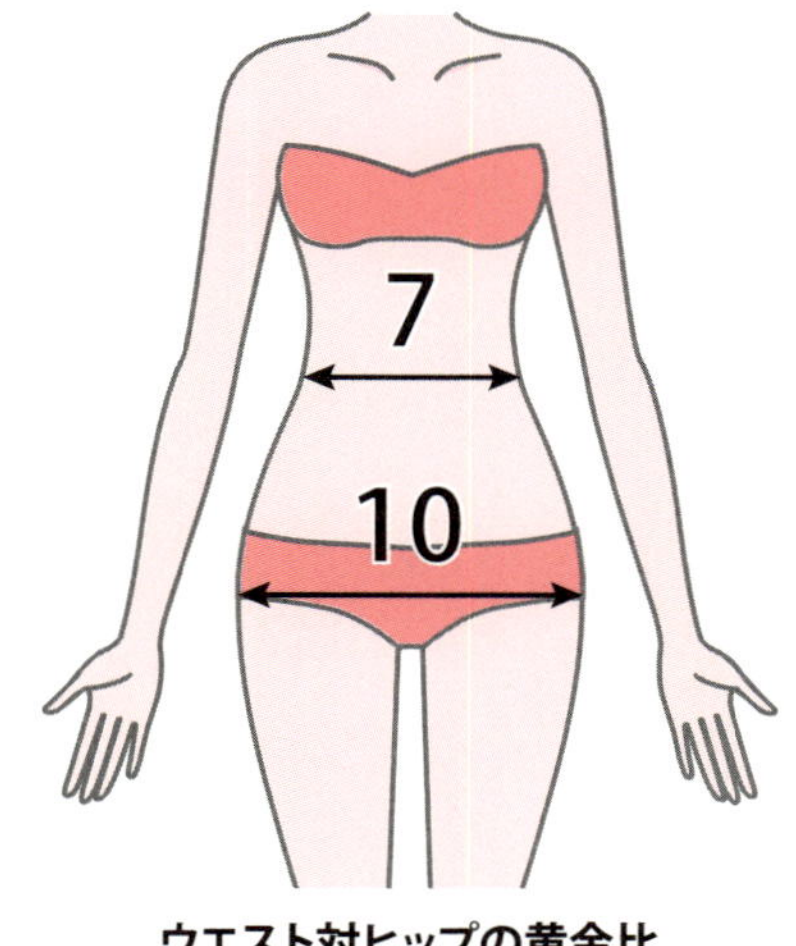

ウエスト対ヒップの黄金比

尻が下がりウエストにメリハリがなくなってしまうこともあります。

ヨガをされている女性には年齢不詳の方が多いといわれますが、私の周りにも年齢不詳の女性たちが多くいます。素敵な後ろ姿は、それだけで女性の魅力を存分に伝えてくれます。ヨガのポーズで姿勢を正して、美しいボディラインを手に入れましょう。

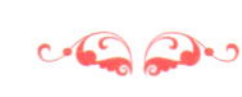

背中の意識

後ろ姿が大切なことは理解できても、そもそも「背中」は自分ではなかなか意識することの難しい場所です。その理由としては、背中のことを知らないから、ということもあると思います。

そこでこの章では、筋肉や関節の知識を交えつつ、背中への意識をどう高めていったらよいのかをお伝えします。知らない土地を訪れる時に、事前にガイドブックなどである程度その土地のことを頭に入れておくのと同様に、背中のことを解剖学的視点から学ぶことによって意識を高めるのです。

解剖学的なことは難しいと思われがちですが、知識だけでなく実感を伴えば、そんな印象はなくなります。動く感覚、触る感覚を実際に感じることによって、机上の知識が、肌で感じる身近な事実に変わるのです。

背中にあるものは何？

背中にあるものは何か？　まずはそこから説明します。自分では見えませんが、背中の筋肉や骨（関節）を感じることはできます。

背中には12個からなる胸椎（背骨の中ほど）、左右２つの肩甲骨、同じく左右12個からなる肋骨があります。これらの骨には、様々な筋肉が付いており、なかでも重要な筋肉は下後鋸筋（かこうきょきん）、脊柱起立筋（せきちゅうきりつきん）（棘筋、最長筋、腸肋筋）、多裂筋（たれつきん）で

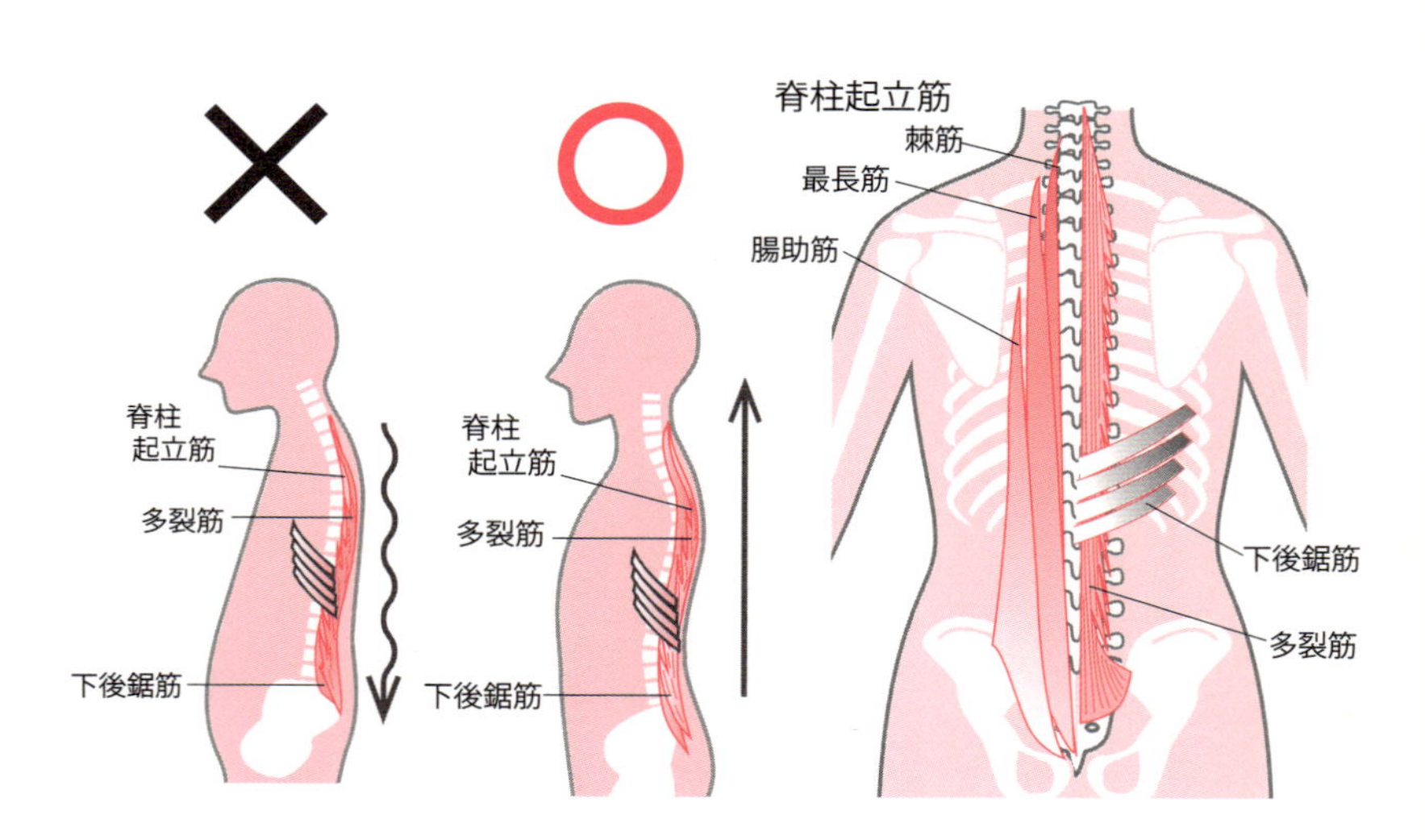

脊柱起立筋
「棘筋」「最長筋」「腸肋筋」の総称。背骨をまっすぐに伸ばす働きがある

多裂筋
脊柱の深層筋（インナーマッスル）で、脊柱の自然なカーブを背中側で保持する

下後鋸筋
下部の肋骨（第９～12肋骨）を、背骨の中心方向に引く

す（20ページ）。これらの筋肉が、背面から姿勢を支えています。

また、背中の左右それぞれには、椎間関節（ついかんかんせつ）（26ページ）、そして肩甲胸郭関節（けんこうきょうかくかんせつ）（正確には関節ではなく関節様機構。27ページ）があります。

それでは、次のページからのガイドに従って、これらの筋肉や関節を実際に動かしながら感じてみましょう。

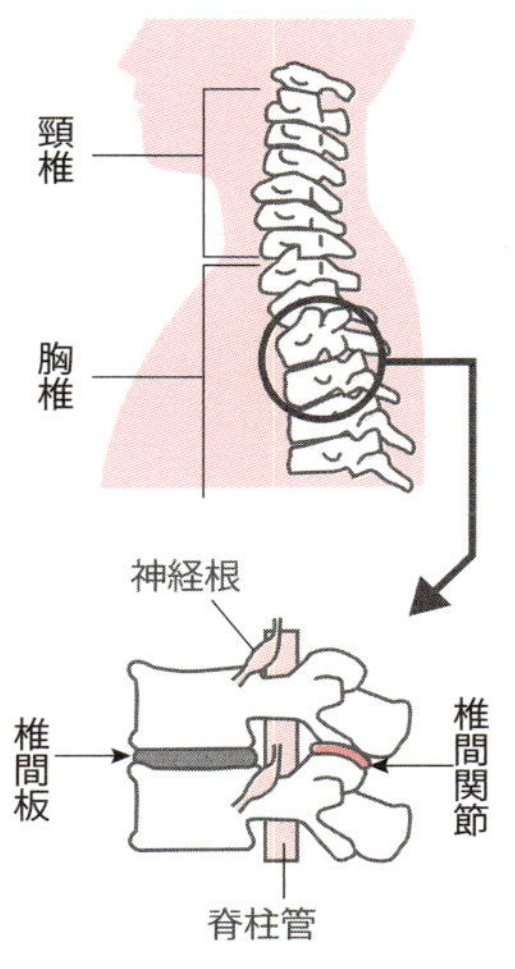

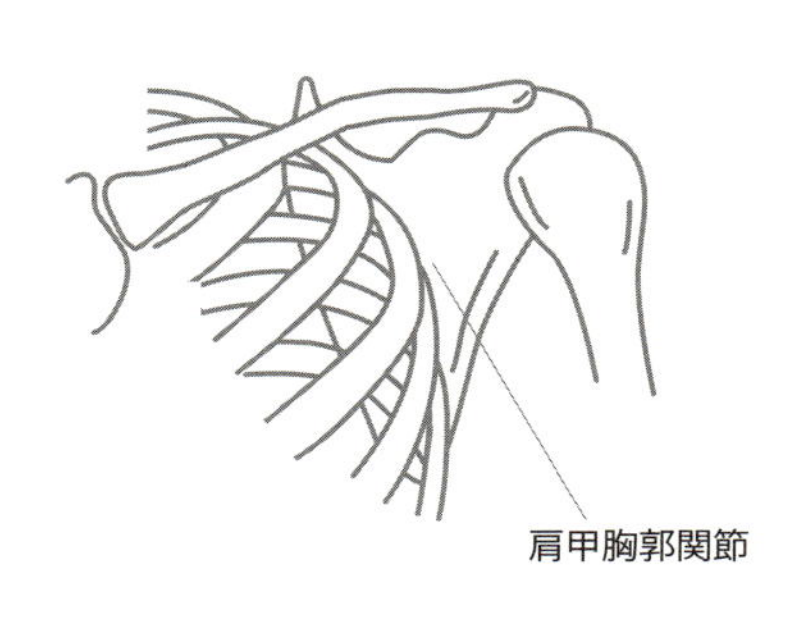
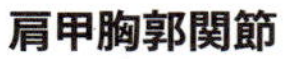

肩甲胸郭関節
肩甲骨が肋骨の上を滑るようにして動く、関節様機構。肩甲骨は腕の土台となる部分であるため重要

椎間関節
上の椎体の下関節突起と、下の椎体の上関節突起からなる。椎間板と同じく体重を支える働きもある（椎間板：椎間関節＝8：2）

筋肉を感じる

では、筋肉から感じていきましょう。

まずは下後鋸筋（かこうきょきん）です。

椅子に座った状態で、腕を前に上げて肘を曲げ、手で左右それぞれの肘を持つようにします。この状態で体を上に伸ばしながらひねります。すると、ひねった側の肋骨間が締まっていくのを感じると思います。それが下後鋸筋です。この筋肉を左右両方使うと、みぞおちが引き上がります。

座って眠くなると、頭と体は前側に垂れる

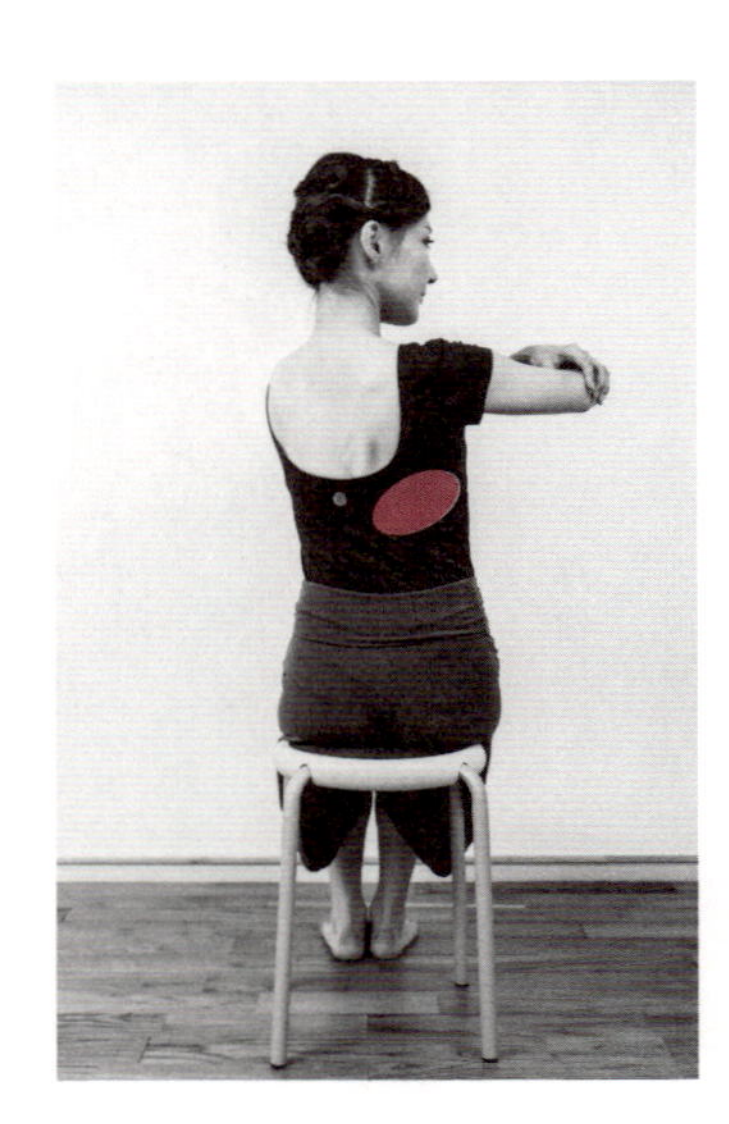

下後鋸筋
左右それぞれの肘を持って体を上に伸ばしながらひねると、下後鋸筋が感じられる

ように屈(かが)みますよね。それは肋骨が重りのように背骨の前に位置しているからです。これを引き上げるために、普段は下後鋸筋を使って胸郭を持ち上げているのです。

下後鋸筋と同じく体を引き上げているのは、脊柱起立筋(せきちゅうきりつきん)と多裂筋(たれつきん)です。

脊柱起立筋は、背骨のくぼみの左右に隆起している筋肉です。表層から触れることができます。

多裂筋は、深層にある筋で(インナーマッスル)、腰部(腰多裂筋)以外は外から触れることができません。体を支えるとても大切な筋肉です。

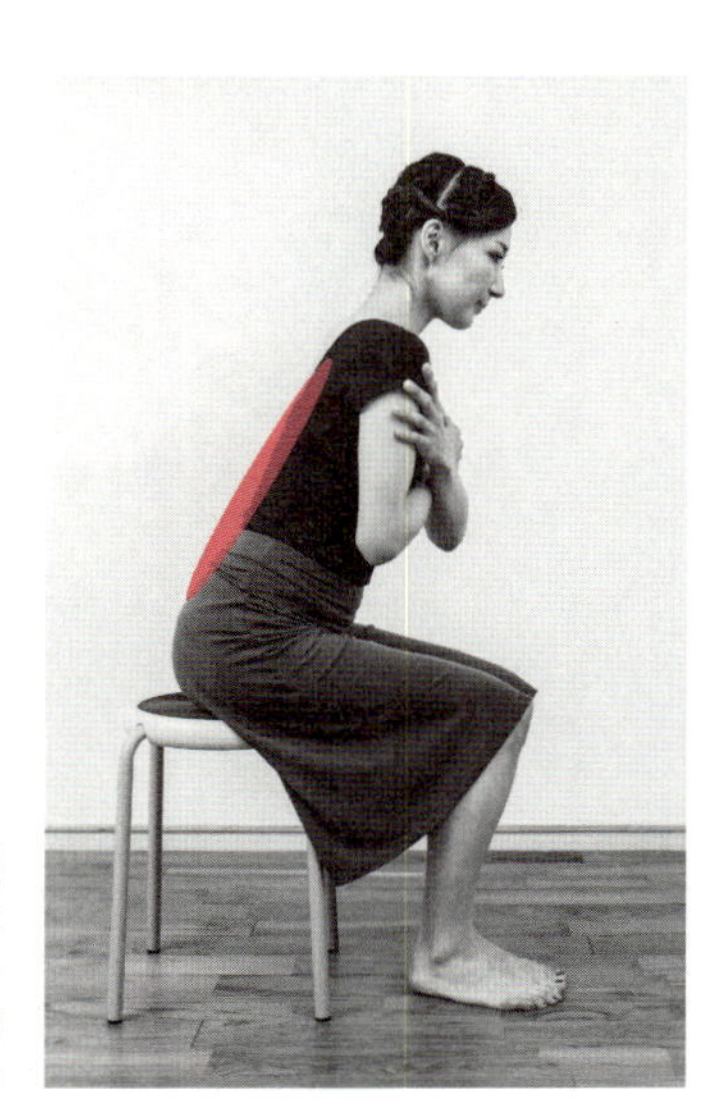

多裂筋
体をまっすぐのまま前に傾けていると、インナーマッスルの多裂筋が働いているのが感じられる

では、多裂筋を感じてみましょう。

椅子に座った状態で、体をまっすぐにしたまま前に傾けます。１分ほどその姿勢を維持していると、背中の中の方で多裂筋が働いている感覚が出てくると思います。

わかりづらい場合は、手を体の前や斜め上に伸ばしてみると負荷が増して感じやすいかもしれません。小さな筋ですが、背骨を安定させるとても重要な筋肉です。


このように背中の筋肉は、体が丸くならないように引き上げる働きをしています。年齢とともに背中が丸くなる方が見受けられますが、多くはこれらの筋肉の弱化が原因です。

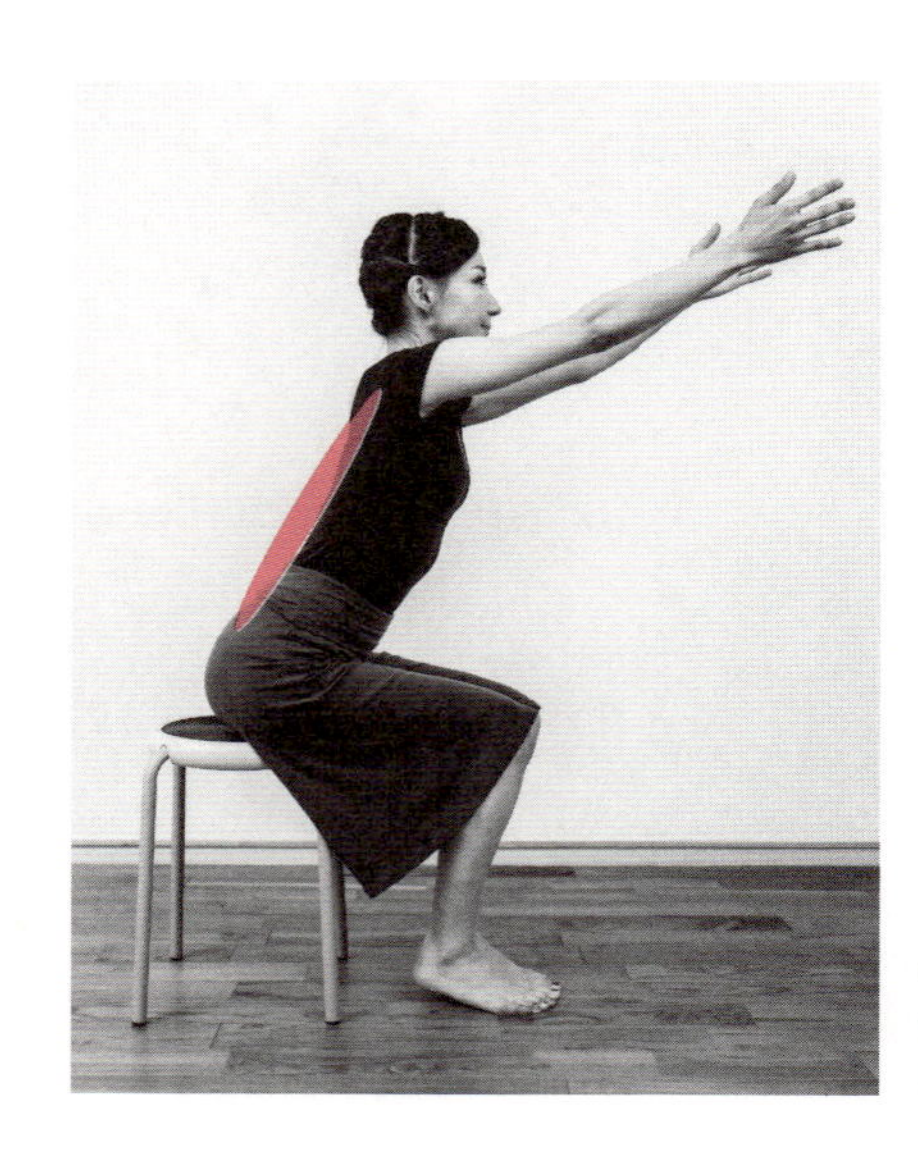

多裂筋がわかりにくい場合は、手を前方に伸ばしてみよう

長時間にわたって背中を丸くして作業をしていたりすると、筋肉内の圧力が高まりすぎて、血流が悪くなり、筋肉が萎縮してしまうのです。ですので、そのような場合には、定期的に休憩をとって背伸びをする必要があります。いわゆるあくびを伴う背伸びも、猫などの脊椎動物に共通した自然な背筋の活性化方法です。

筋力には瞬発力と持久力がありますが、きれいな姿勢を保つためには、背筋の「持久力」が重要です。ご紹介した、体を前に倒してその位置を保持することがいいトレーニングになります。この時、背骨の自然なS字カーブを崩さないよう注意しましょう。

背中は広くしておこう

姿勢を良くしようとして間違えてしまうのが、胸を張ってしまうことです。

この動きは、背中にある菱形筋（りょうけいきん）、僧帽筋（そうぼうきん）中部線維という筋肉を使います。これらの筋肉を使ってしまうと、腕が後ろに引けて、重心が後ろに傾いてしまいます。また、胸を反りすぎると、背骨の自然なカーブが崩れ、全て反ってしまいます。これでは腰痛を引き起こしかねません。

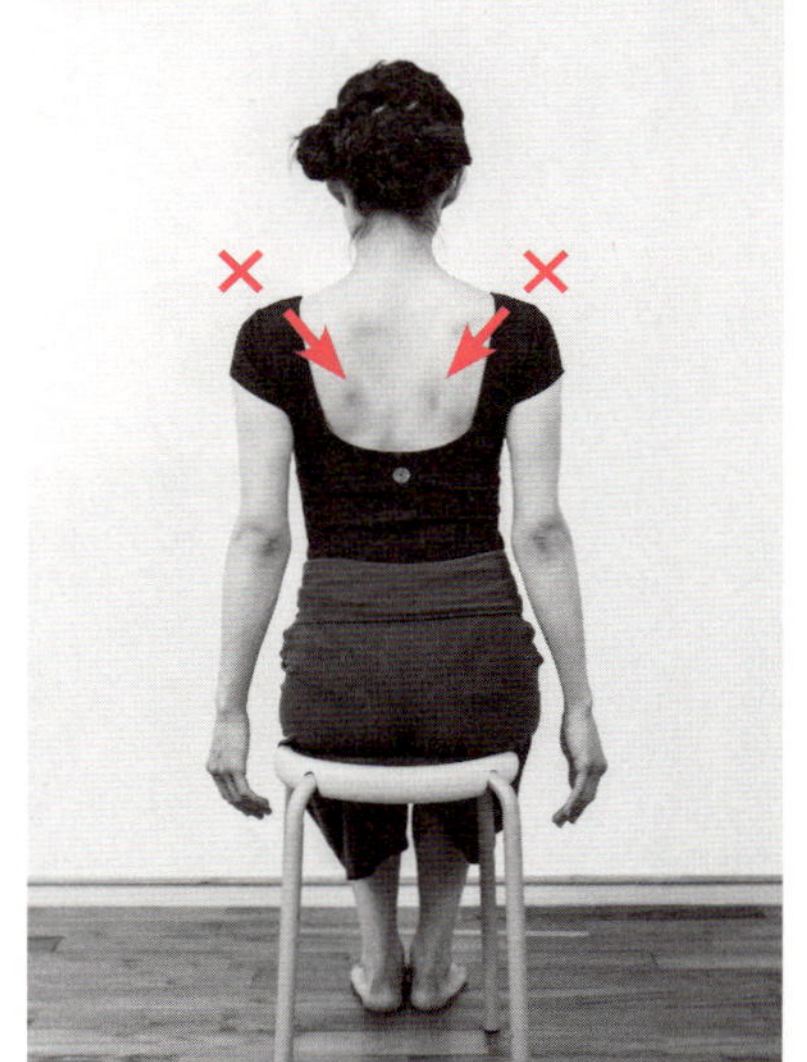

間違った姿勢
姿勢を良くしようとして胸を張って反りすぎてしまっている

姿勢を良くするコツは、肩甲骨を寄せずに背中は広いまま、みぞおちを軽く引き上げる感覚を持つことです。そうすることで、見た目に美しいだけでなく、安定し、自分自身も心地良く感じるのです。

美しいということは、機能的であることと矛盾のないものなのです。

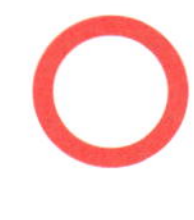

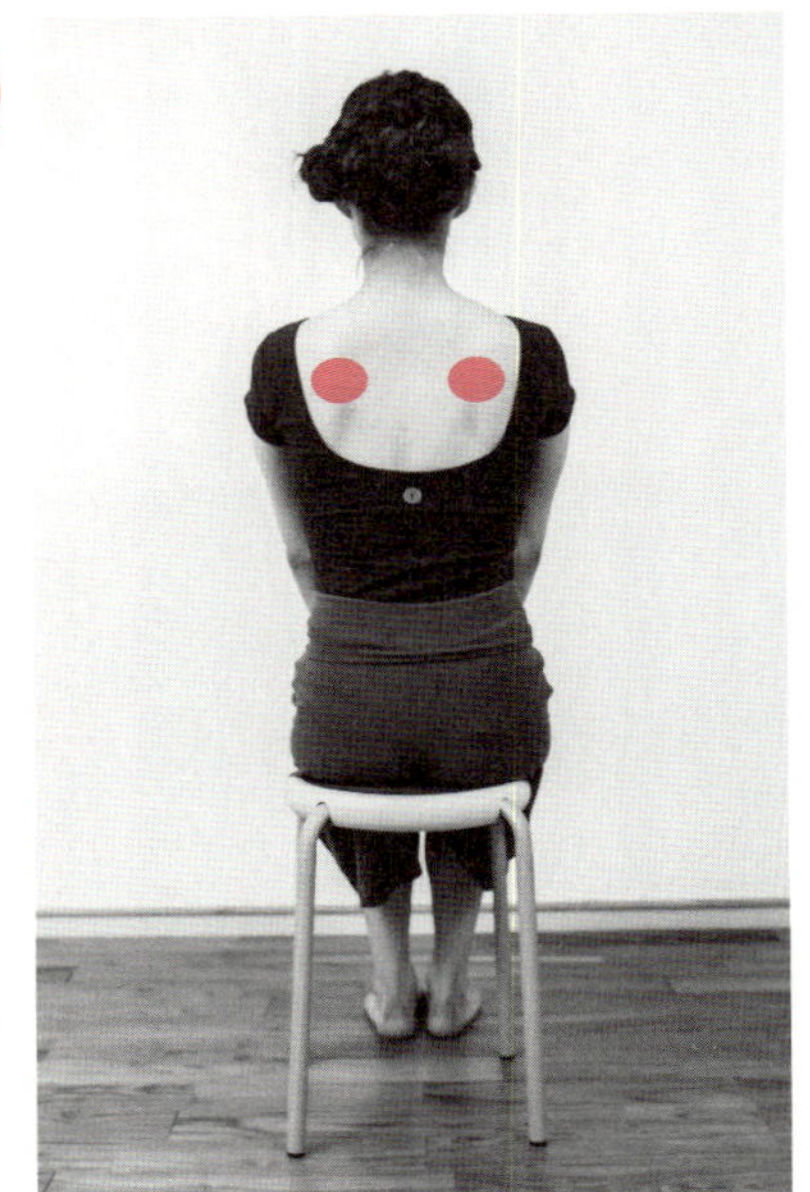

正しい姿勢

肩甲骨は寄せずに背中を広くしておく。みぞおちを軽く引き上げる感覚を持つ

関節を感じる

では次に、関節を感じてみましょう。

背骨をひねる、背中を曲げるなどといいますが、動かしているのは関節です。背骨は「椎骨（ついこつ）」という骨が連なってできています。この椎骨同士の関節を「椎間関節（ついかんかんせつ）」といいます。椎間関節は、体を前後左右に曲げたり反ったりする時に、閉じたり開いたりします。右に倒すと右の関節が圧迫されて閉じ、左の関節は開きます。また、右にひねると右の関節は圧迫されて閉じ、左の関節は開きます。

この関節の「開く、閉じる」という感じは、自覚することができます。美しい背中をつくるには、少し背骨を反って、椎間関節を閉じる感覚が必要です。

背骨が柔軟に動くと、背中が美しくしなやかに動きます。逆に、背骨の動きがぎこちないと、老けて見えがちです。

そして「肩甲胸郭関節（けんこうきょうかくかんせつ）」は、正確には関節ではないのですが、まるで関節のように動くということで関節とみなされています。

肩甲骨は、筋肉を介して肋骨の上に浮かんでいる状態で、腕を動かすと、肋骨の上を肩甲骨がスライドして動いています。肋骨は丸みを帯びているため、肩甲骨の位置は、それに沿った「ハの字型」になります。

肩甲骨は、背骨とはつながっていません。肩甲骨は、腕の骨と、鎖骨とつながっています。肩甲骨を寄せたり開いたりすると、鎖骨も動いているのがわかると思います。

理想的には、肩甲骨は少し開いてかつ下がった位置に、そして鎖骨は一番下がった位置にあるのが最も収

肩甲胸郭関節

肩甲胸郭関節

肩甲骨は腕の骨と、鎖骨とつながっている

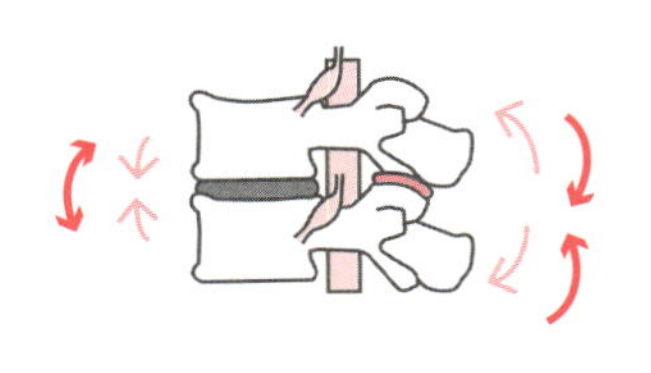

椎間関節の動き

背骨は椎骨同士が連なってできており、この関節が閉じ開きすることで背中が動く

まりが良く、首も伸びてきれいなラインをつくることができます。

正しい肩甲骨と鎖骨の位置を意識して、美しい背中と美しいデコルテをつくりましょう。


では、実際に肩甲骨の動きを確認してみましょう。

少し重たい重りを両手に持って、ワークします。重りを持つことで、関節や筋などの深部感覚が高まります。自分の腕の重さではなかなか慣れていてわかりづらいためです。

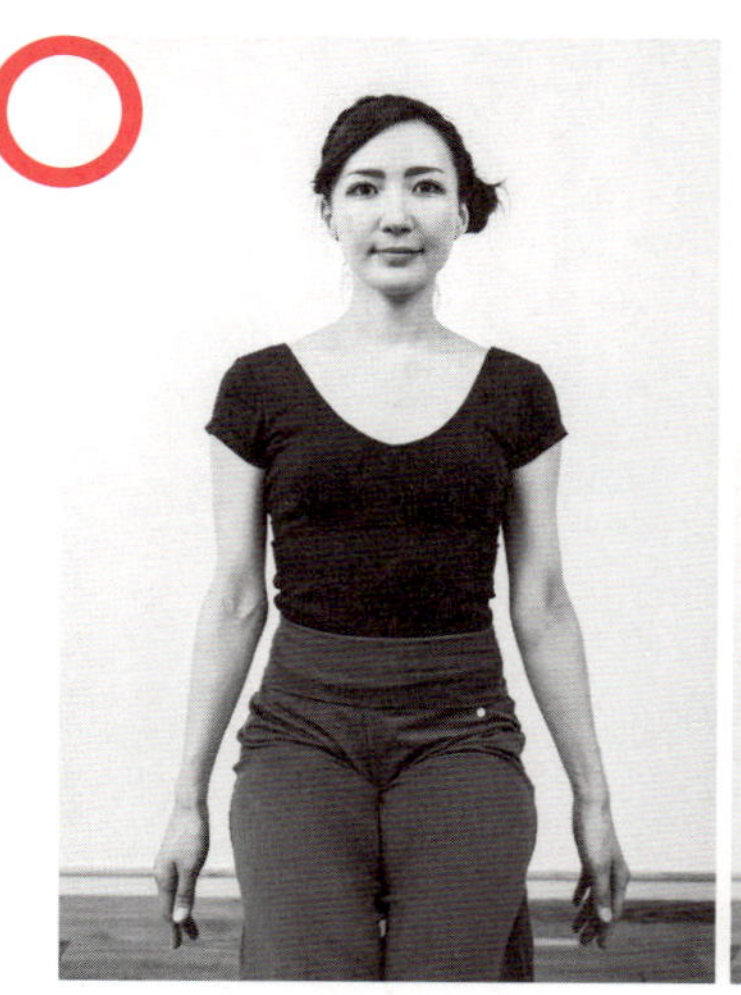

正しい鎖骨の位置
鎖骨は一番下がった位置にあるのがよい。首筋が伸びてきれいなラインになる

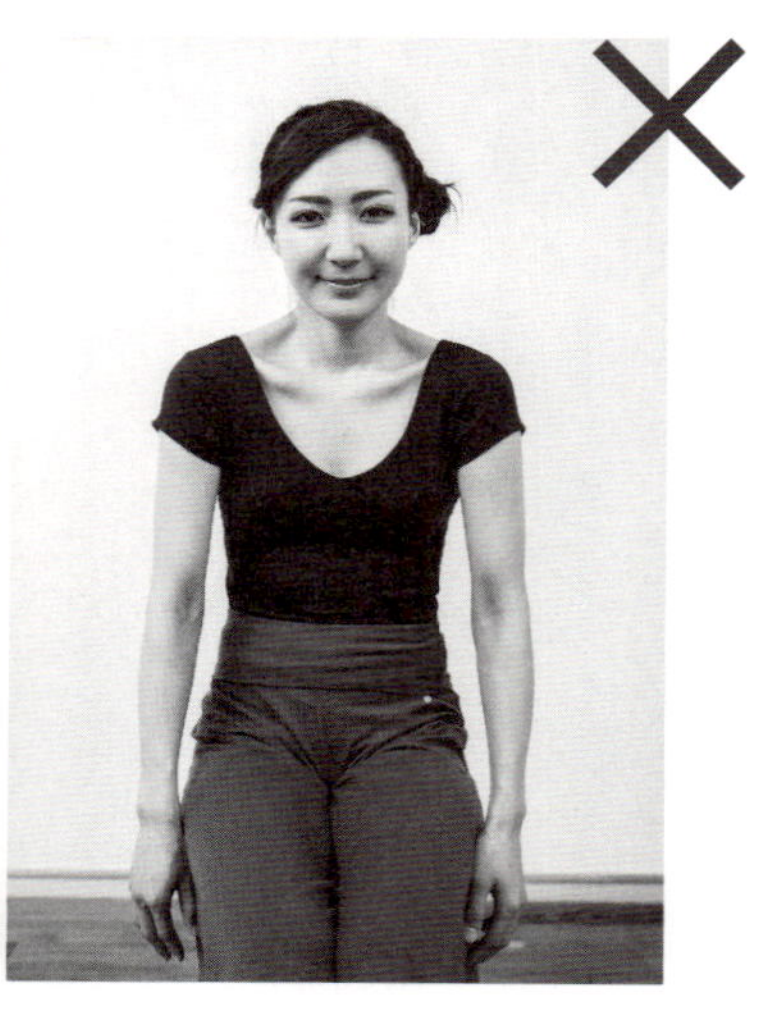

鎖骨が上がった状態
肩甲骨を広げすぎると、背中は丸くなり、鎖骨は上がってしまう

重りを両手に持って、肩甲骨を寄せたり開いたりして、肩甲骨の位置と体の安定感の変化を感じてみるとよいでしょう。最も安定し、足裏に体重を感じる位置が正しい位置です。

ペアで行える場合は、肘のところから軽く下に向かって牽引してもらって、姿勢や安定感を確認してみましょう。

長時間のデスクワークなどで前かがみの姿勢が続くと、肩甲骨の可動域が狭くなります。肩甲骨の

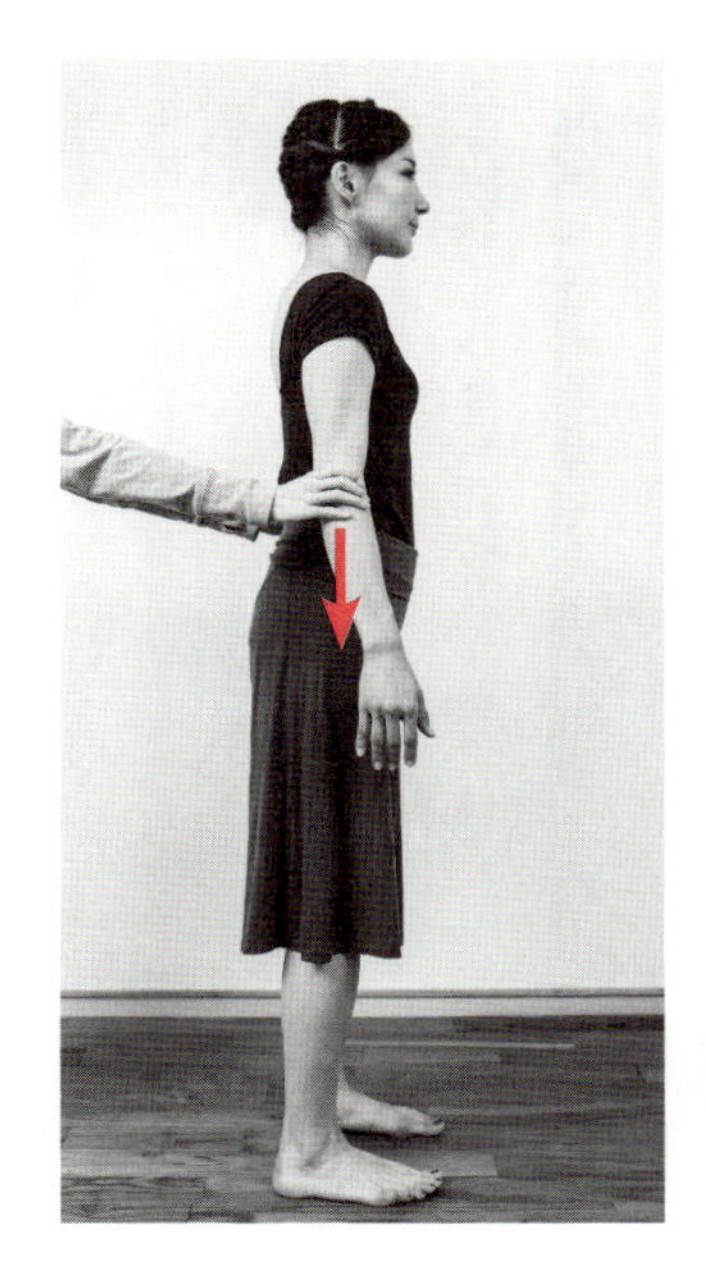

肩甲骨の動きを感じるワーク
肘を真下に引っ張っても体が前後に崩れないところが正中。足裏に体重を感じるのが正しい位置

動きが悪くなると、その周囲の筋肉の血行も悪くなり、肩こりや猫背の原因になりますし、背中に脂肪がつきやすくなるので、注意が必要です。

日常生活では、意識して背中を動かすことは少ないかもしれませんが、この章でご紹介したようなワークをすることで、背中に対する理解と意識が高まっていきます。すると、自分の背中を見なくても、関節や筋肉を通して、どのような状態になっているかがわかるようになります。

いつも背筋をピンと伸ばして、背中で魅力をアピールできる女性を目指しましょう。

Second Chapter

第２章

ヨガのアーサナで後ろ姿美人になる！

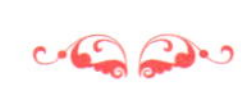

アーサナで後ろ姿美人になろう

では、実際にヨガのアーサナを使った後ろ姿美人のつくり方をお教えします。まずは、アーサナを行う上でのポイントと注意点から説明します。

アーサナとは姿勢

アーサナは本来「坐法」（一定の形式を保った座り方）という意味ですので、概ね「姿勢」を指します。ですから、動くような運動とは異なります。現在はエクササイズ要素を取り入れた動くアーサナも多く考案されています。本書では、運動というよりは、姿勢を保持することでインナーマッスルを鍛えて、芯から美しくなる姿勢をつくります。

各アーサナは、30秒くらいから始めて、1分間ほど保持できることを目標にしてみましょう。

※本書で紹介するアーサナは、ヨガの古典的なものだけでなく、美しい後ろ姿をつくるために、一部改良したうえでご紹介しているものがあります。

左右差があってもOK

体の柔軟性には、左右差が存在します。アーサナは左右均等に行うようにしますが、ある程度の左右差は、許容範囲であればまずは受け入れるようにしましょう。一生懸命に練習していると、躍起になって左右差を是正しようとしてしまうことがありますが、主な目的は矯正ではなく、美しい体と心をつくることです。

左右差を修正する場合は、苦手な方を少し長めに行い、長い目で改善が見込めるといいなという程度で行います。また、体の左右差の多くは、日常生活の体の使い方の癖によるものですので、日常生活を見直してみてください。

アーサナをする上でのポイント

アーサナをする上で気をつけたいポイントは、次の4つです。

1. 自然呼吸で行う
2. 気持ちいい程度に伸ばす
3. 快適に行う
4. 微笑みを保つ

1. 自然呼吸で行う

呼吸は自然呼吸で行ってください。息が止まっていたら力んでいるサイン。息が止まらないように呼吸がいつものように楽にできる範囲で行いましょう。力むと、血圧が上がるだけでなく、表情も硬くなり、眉間にしわが増えてしまいます。

2．気持ちいい程度に伸ばす

アーサナは体を伸ばすことを中心としています。気持ちのよい範囲で行ってください。伸ばしすぎると痛みになってしまいます。

つっぱる感じは、効いているように感じますが、あくまで気持ちいい程度にして、朝起きた時のあくびと同時に出る「気持ちいい伸び」をしているつもりで行いましょう。

3．快適に行う

アーサナをとっていると、ついついムキになってしまうことがあります。完成形のポーズに近づきたくなったり、友人と競ったり。しかし、体の緊張は心も緊張させます。エレガントな美人を目指すなら、優雅に楽に行いましょう。

体のサインとして、多くの緊張は肩肘の張りに出ます。ビクッとした時の肩ですね。ですので、バレリーナのように首をいつも長く保っておくと、余計な緊張を抑制できます。

4．微笑みを保つ

常に軽く微笑みながら行いましょう。体にとって気持ちいいことをするわけですので、硬い表情ではなく、柔らかい表情を意識します。気持ちよさを感じるようにすると、今まで説明してきた呼吸も、緊張も、心も最適な状態になります。

これら４つのポイントを忘れずに、アーサナを楽しみましょう。

Basic Pose

開始姿勢

アーサナは、座った姿勢や立った姿勢、
うつ伏せの姿勢など様々な姿勢をとりますが、
はじめにリラックスした姿勢をとって開始します。
ここでは、それぞれの基本的な開始姿勢をご紹介します。
足の幅を開いたり、脱力したりして、リラックスします。

1

ターダーサナ

立位

〔山のポーズ〕

足を揃えて、いわゆる「気をつけ」の姿勢になる。
指先は床に、頭頂は天井に伸ばす。

リラックスバージョン：足幅を開く。

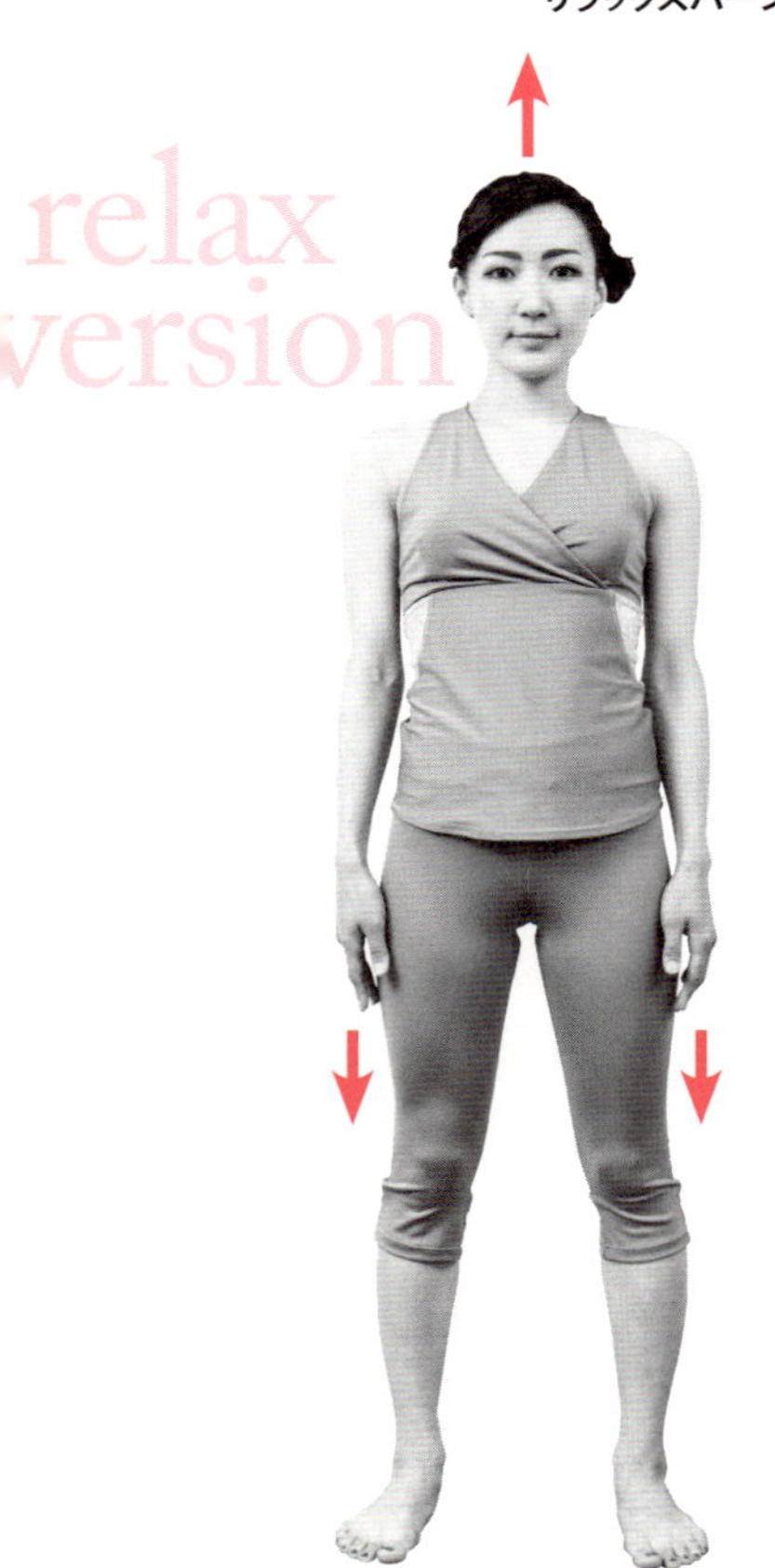

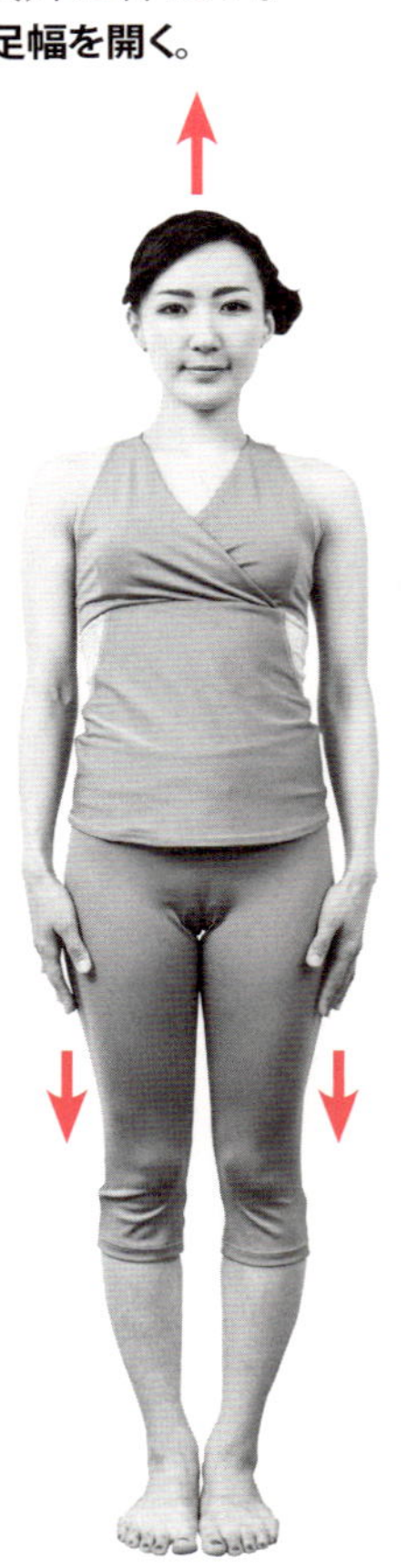

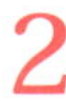

2

ダンダアーサナ

長座位

〔杖のポーズ〕

床に座って、膝を伸ばしたまま前に出して足を揃える。
手をお尻の横に置いて、体を天井に伸ばす。

リラックスバージョン：手を後ろに置き、寄りかかる。足は肩幅に開く。

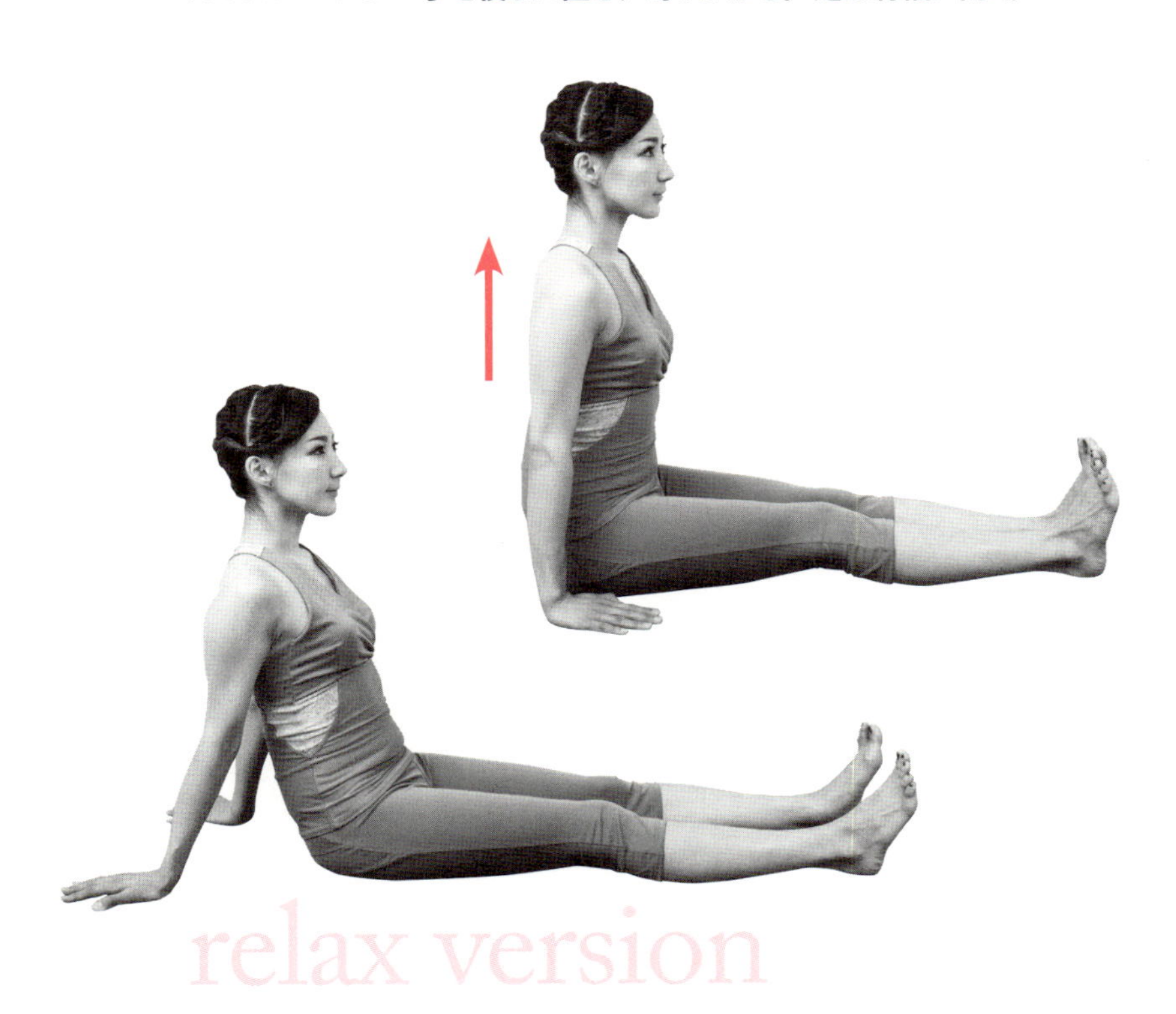

3

ヴァジュラーサナ

正 座

〔 稲妻のポーズ 〕

足の指を揃えて正座する。
手は膝の上に置き、頭頂を天井に伸ばす。
(この姿勢そのものがリラックス姿勢)。

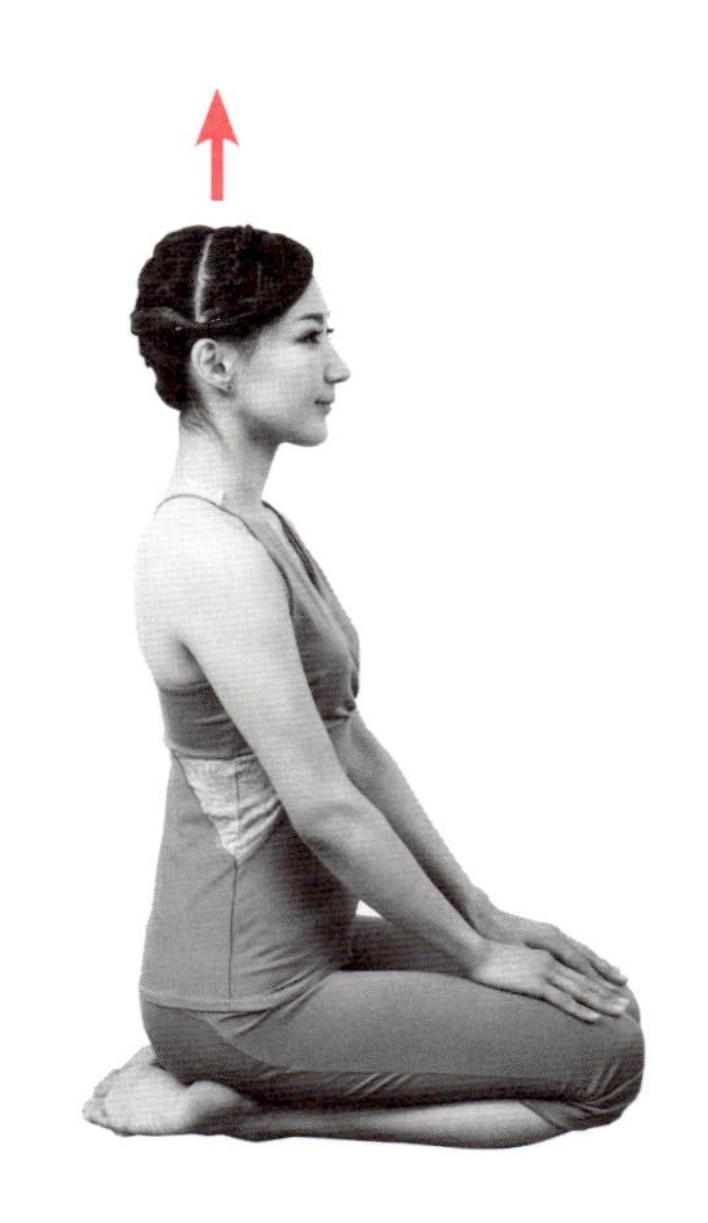

4

マカラアーサナ

うつ伏せ

〔ワニのポーズ〕

両手を重ねて額をその上にのせ、うつ伏せになる。
伸ばした足は肩幅に開き、楽であればつま先を外に開く。
(この姿勢そのものがリラックス姿勢)。

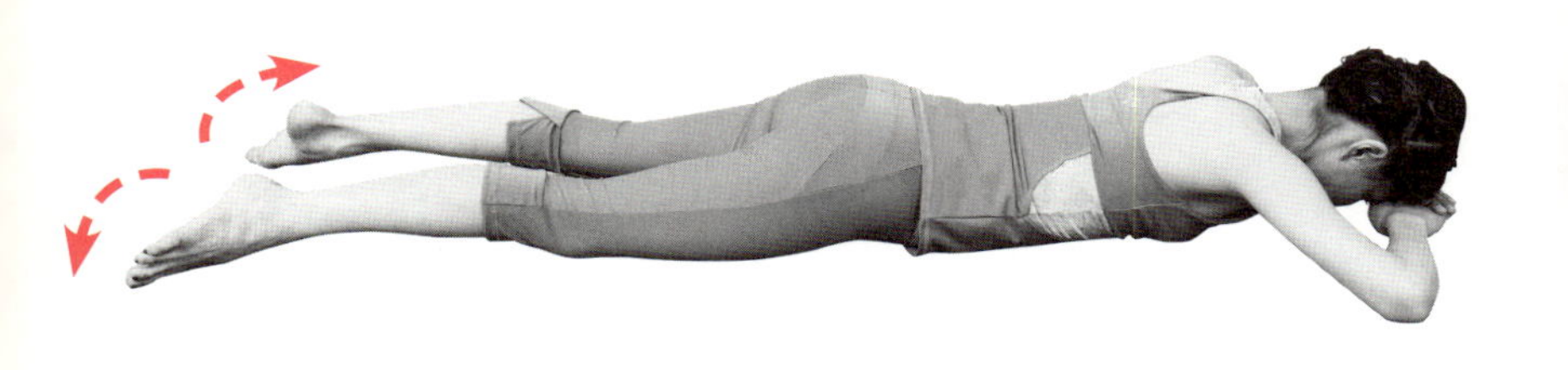

5

シャバアーサナ

仰向け

〔死体のポーズ〕

手のひらを上に向けて
体から少し離して、足先の方向に伸ばす。
脚も腰幅〜肩幅に開く。
目は軽く閉じる。
（**この姿勢そのものがリラックス姿勢**）。

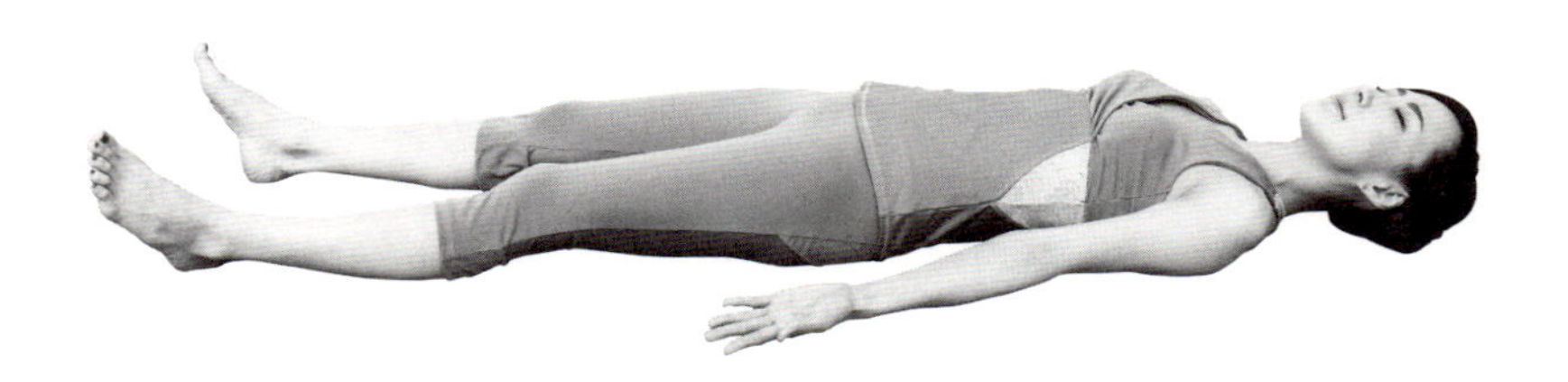

Asana

後ろ姿美人になるためのアーサナ

ではここからは、
具体的なアーサナをご紹介します。
美しい後ろ姿をつくるために
整えたいパーツごとに
アーサナをピックアップしました。
無理をせず、快適に行ってください。

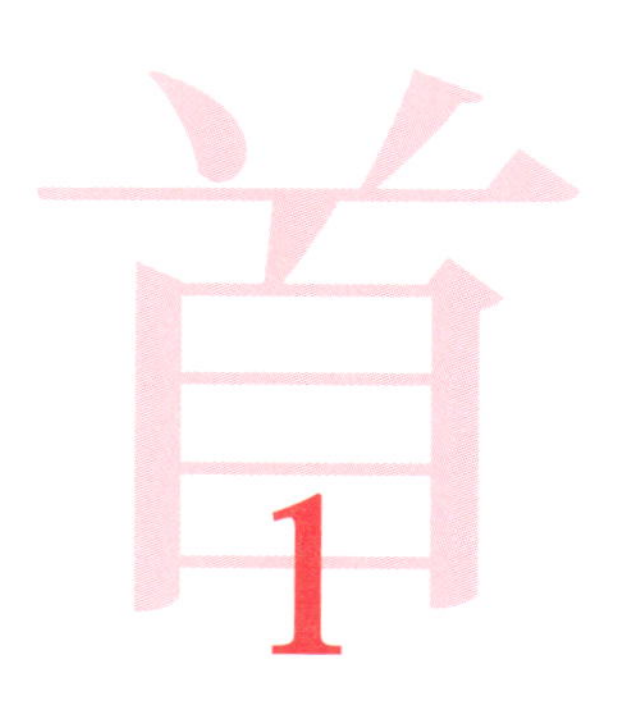

長く伸びた首をつくる

首が縮むと年齢を感じ、首が長いと若さを感じます。
首は特に後ろから目立ちます。
すくんだ首は恐怖心や心労など
ネガティブな印象を感じさせます。
逆にスラリとした首は凛とした雰囲気や
まっすぐな意志などポジティブな印象を与えます。
姿勢は印象を大きく変えます。
首は常に長く保っておきたいものです。
ここでは、この長い首をつくるアーサナを練習しましょう。

長く伸びた首をつくる ①

ブジャンガアーサナ

〔 コブラのポーズ 〕

　このポーズでは背中を引き締めて胸を開きます。コブラが威嚇して起き上がっているような姿勢になります。日頃背筋を意識して鍛えることは少ないので、初めは難しく感じると思います。できるところから行いましょう。体は床から起こしますが「反る」ことよりも頭と足とで「伸びる」ことを意識して、首から胸そして腹部と体の前面を伸ばしていきましょう。

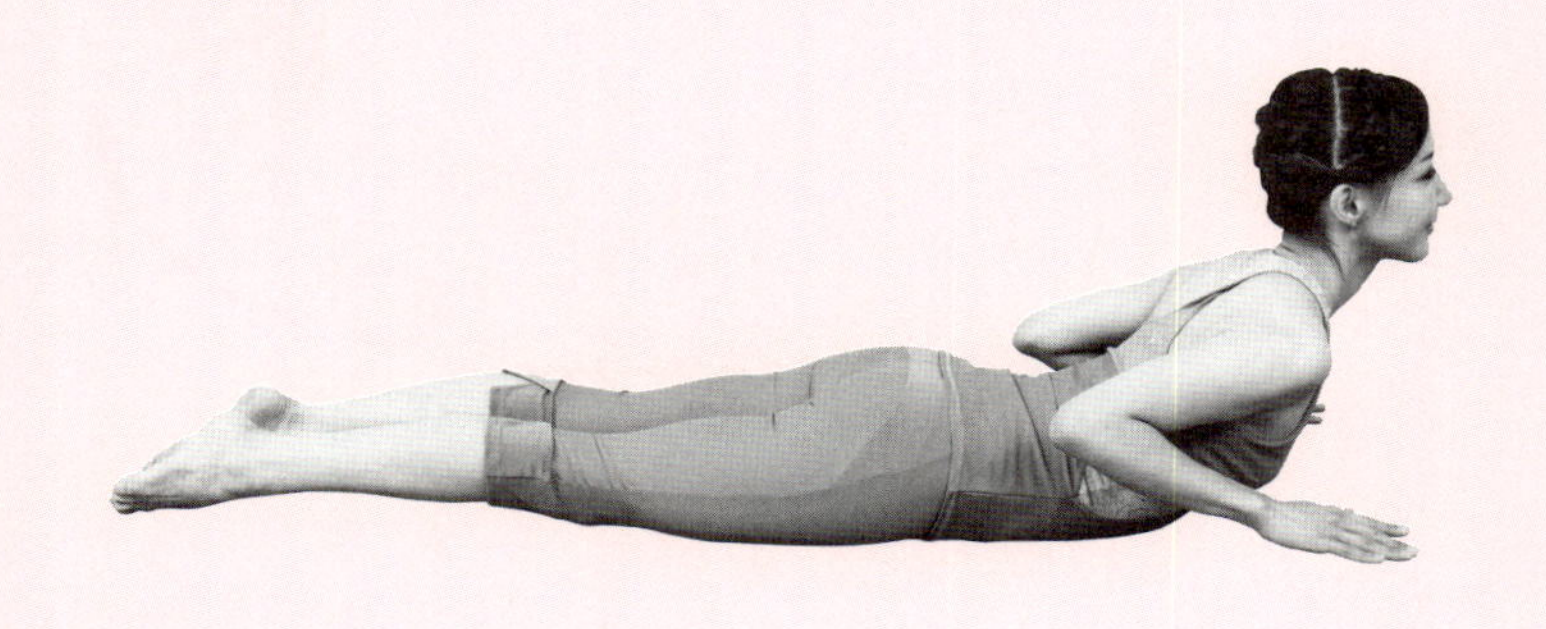

How to

〔コブラのポーズ〕

開始姿勢：マカラアーサナ〔ワニのポーズ〕

1

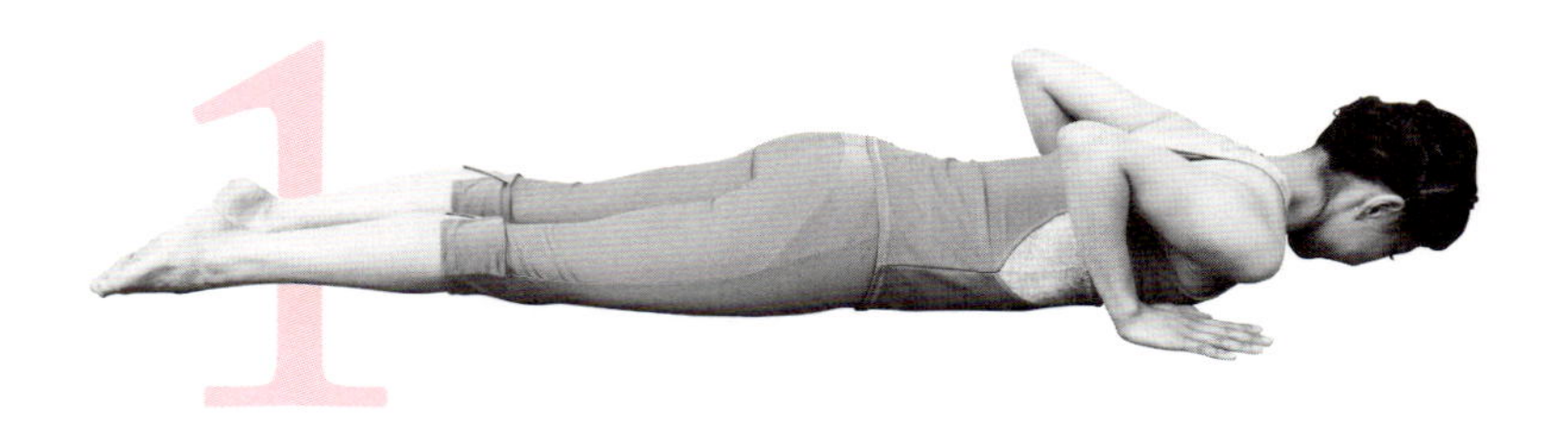

床にうつぶせになり、手を胸の位置に置き、
足を閉じて親指同士をつける。額は床につける。

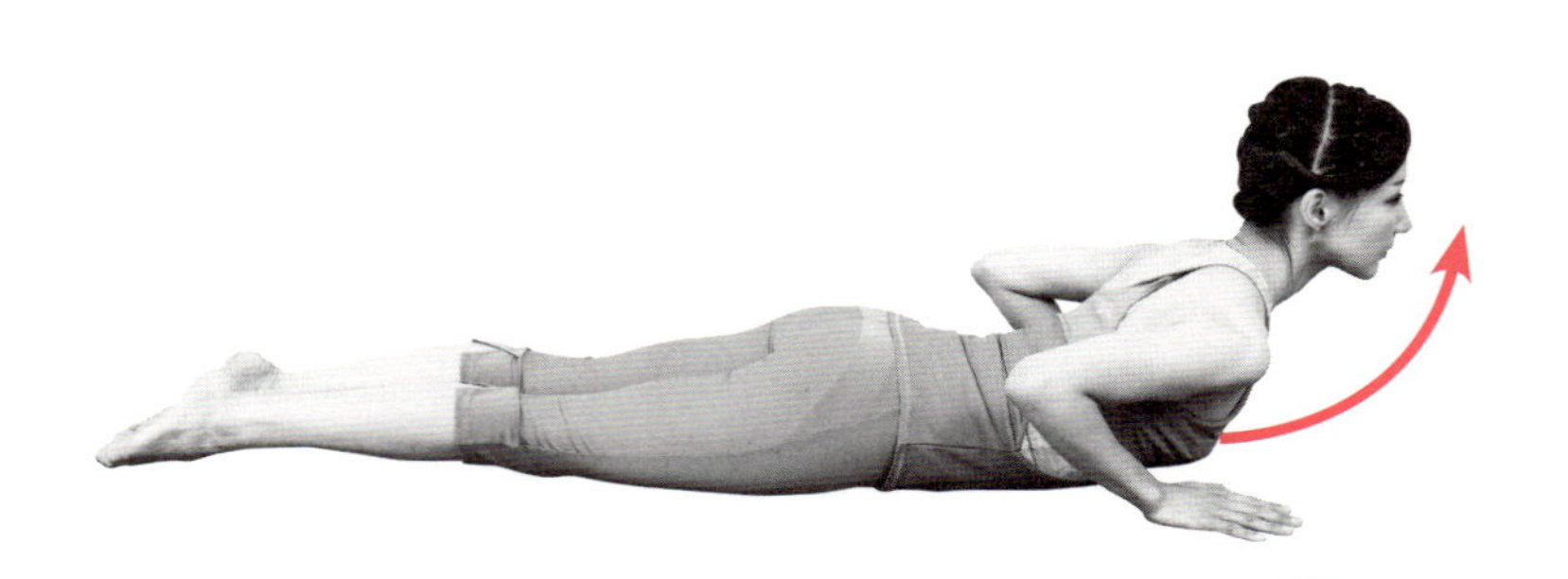

2

頭を前方に伸ばしながら胸を開く。
手は軽く床を押して支える。

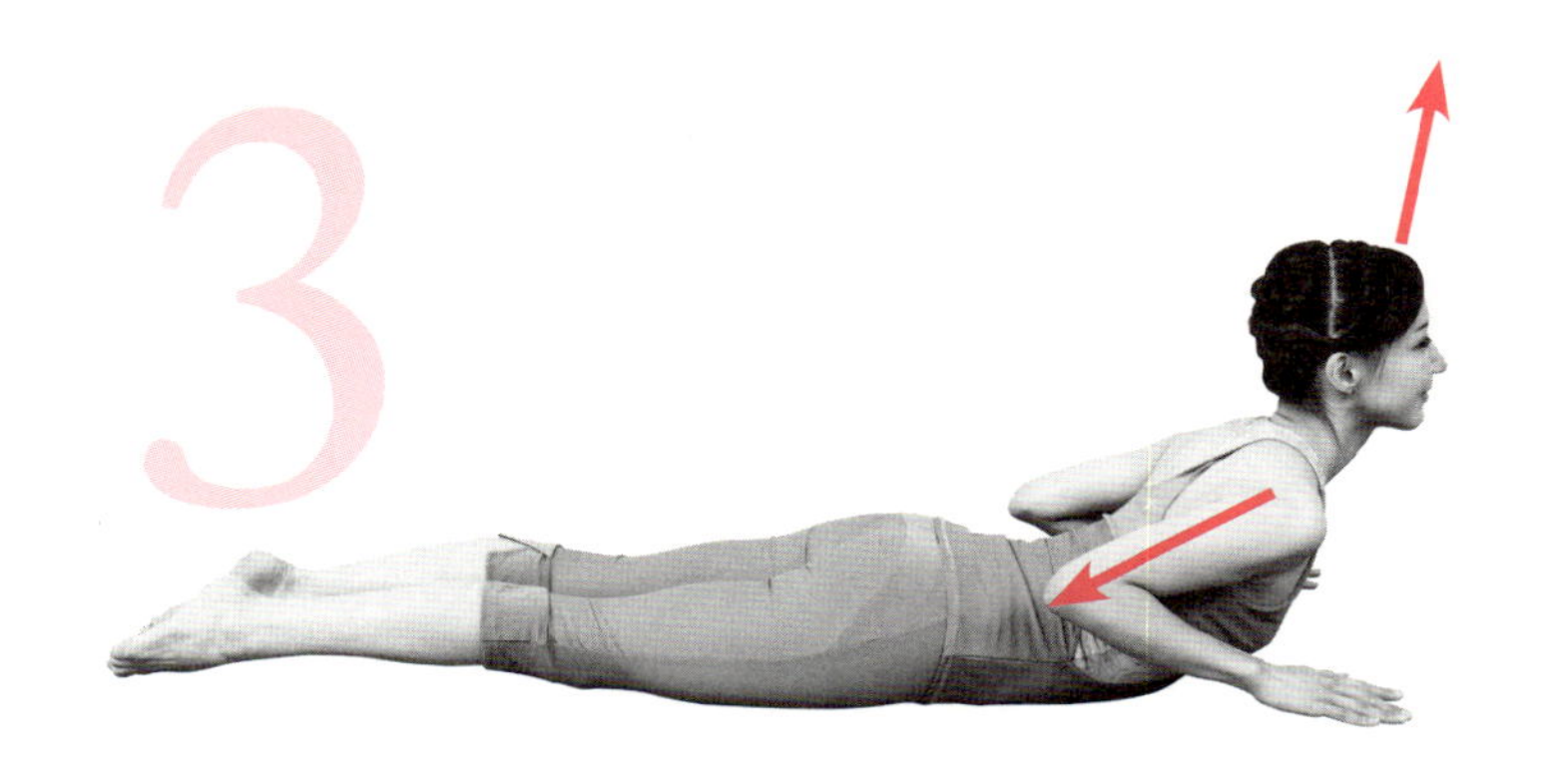

肩甲骨を下げて首を伸ばし、手を床から離して
背中を鍛えると同時に胸をより開く。

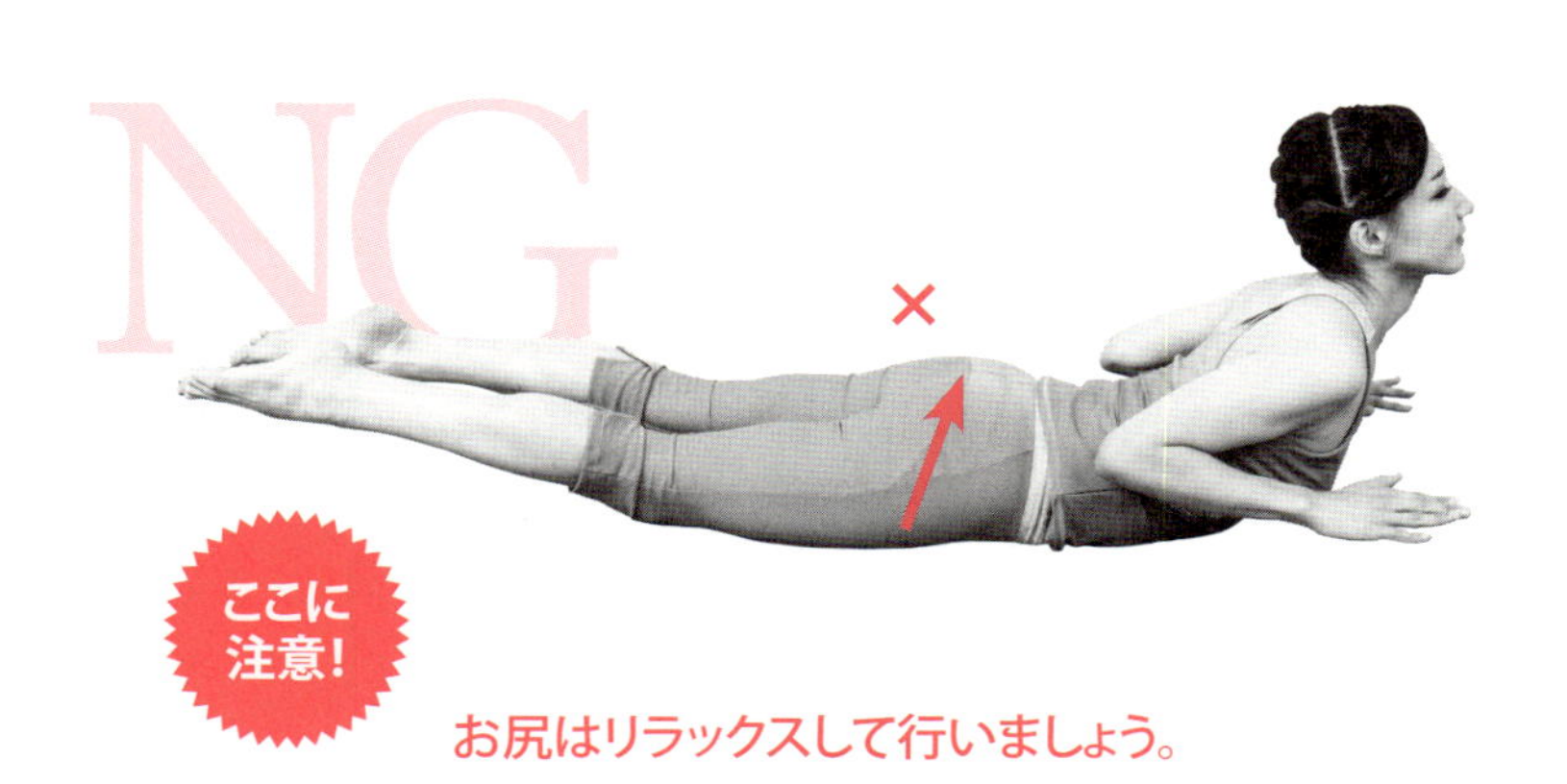

お尻はリラックスして行いましょう。
腰に力が入ると、腰が詰まって腰痛の原因になります。

長く伸びた首をつくる ②

バラドバージャアーサナ

〔 賢者のひねりのポーズ 〕

いわゆる横座りの姿勢に体幹と首のひねりを加えたポーズです。手を床と膝とで押さえることで、首の伸びをつくります。ここでは首の長さを出すことに焦点を当てますので、手を床にしっかりと置き、首を引っこ抜くように耳を天井に持ち上げるようにして首を伸ばします。痺れや違和感がある場合には、無理に行わないようにしましょう。

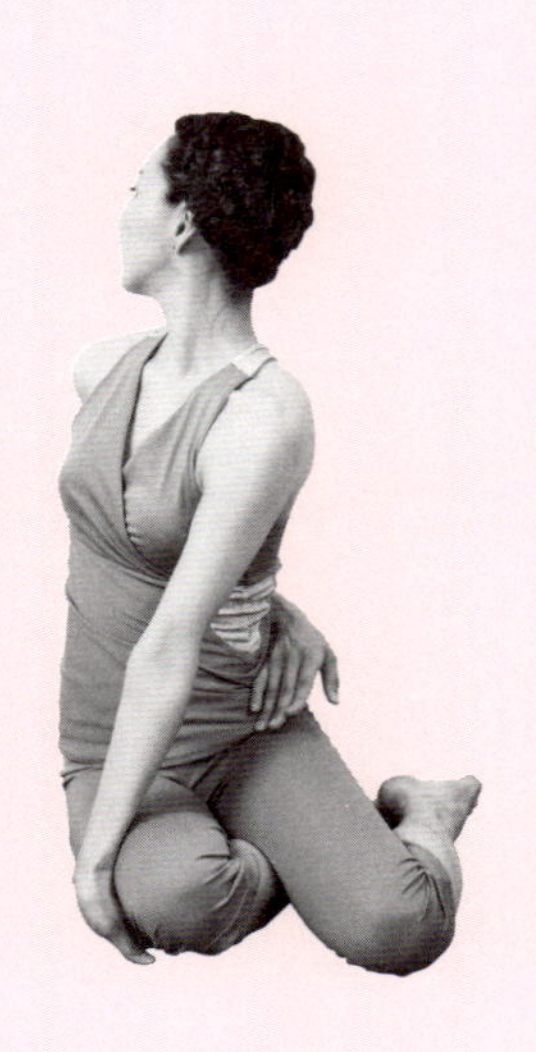

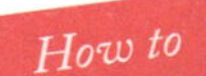

〔 賢者のひねりのポーズ 〕

開始姿勢：ヴァジュラーサナ〔稲妻のポーズ〕

1

横座りになる。

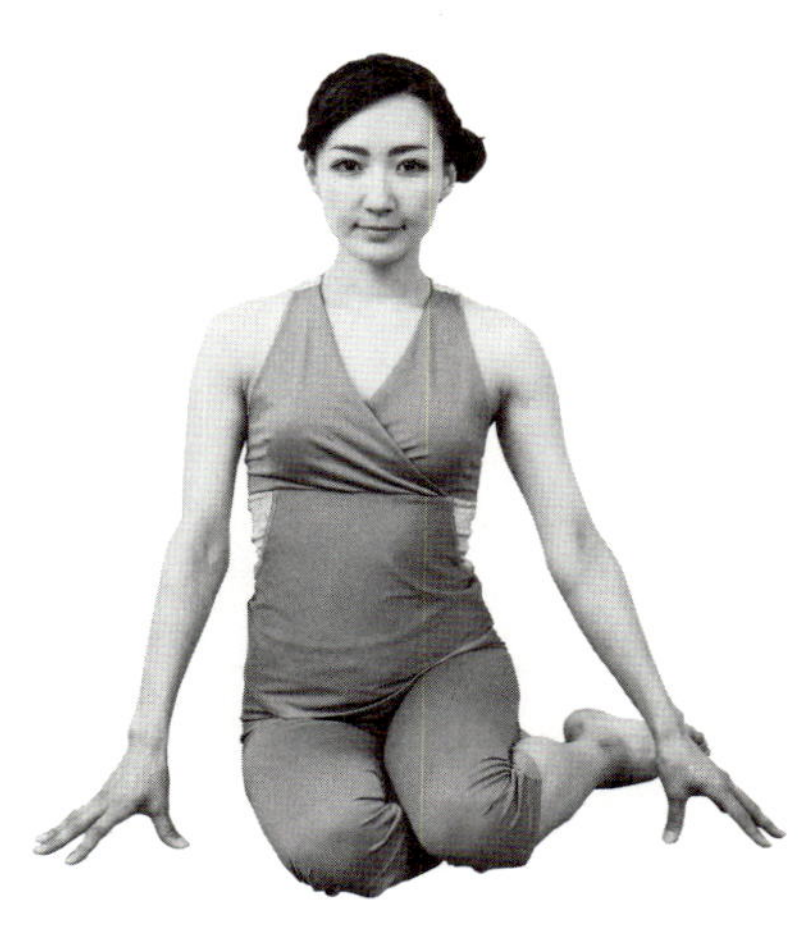

2

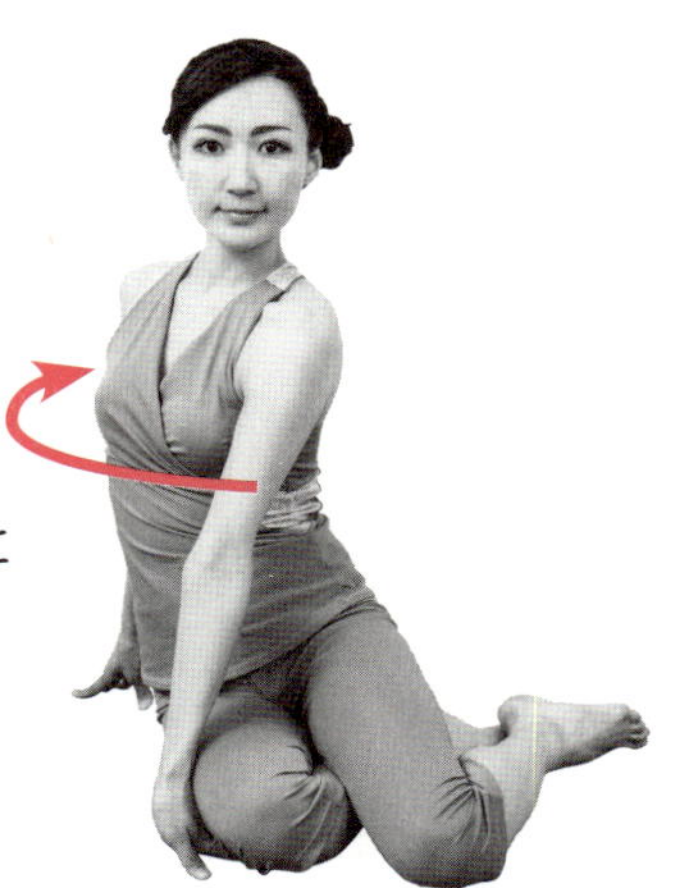

足のある方と逆に
体をひねり、膝の下に
ひねった側と反対の
手の甲を入れる。

3

首を足のある方にひねり、
耳を天井に引き上げながら
首筋を伸ばす。

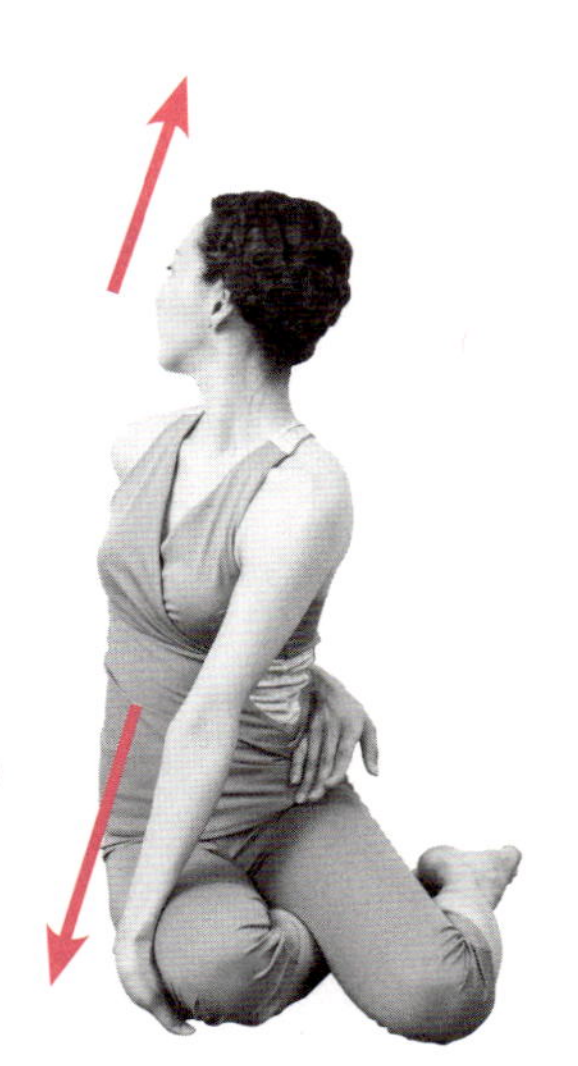

point

ここに
注意！

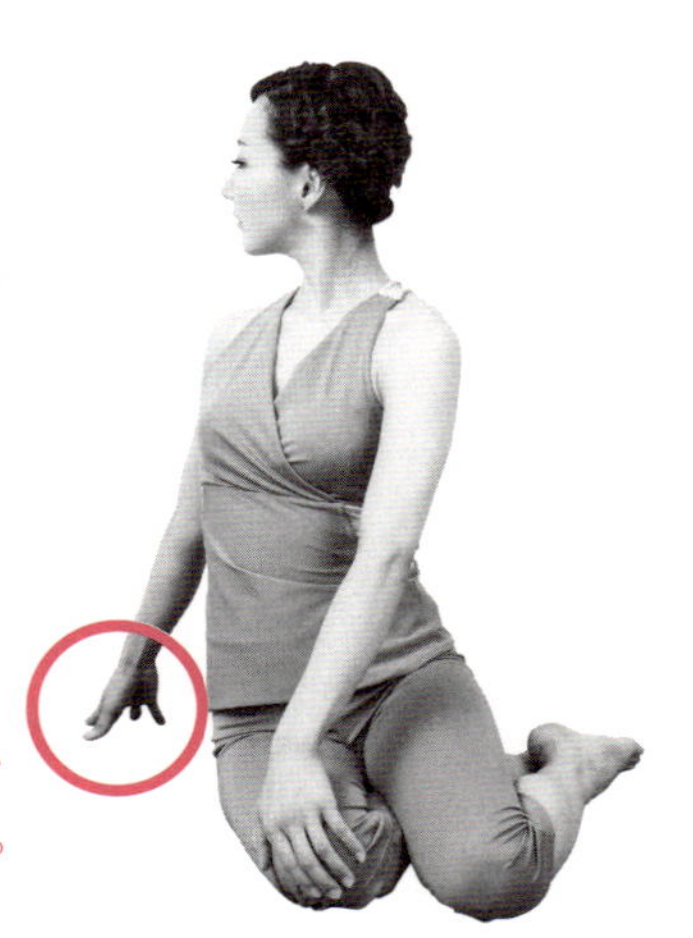

手が床につかない場合は、
無理せず膝に置きましょう。

長く伸びた首をつくる ③

パリブルッタパールシュヴァコーナーサナ

〔 ひねって体側を伸ばすポーズ 〕

体の体側を伸ばしながらひねりを加える、比較的強度の高いポーズです。本来は手を伸ばして行いますが、本書では合掌した方法で行います。両方の肩を引き下げて首を伸ばします。視線は天井を向きますが、首は緊張させないようにします。緊張すると首が詰まってしまいます。首にシワができるのが詰まったサインですので、伸ばしている時はシワを伸ばすように行いましょう。

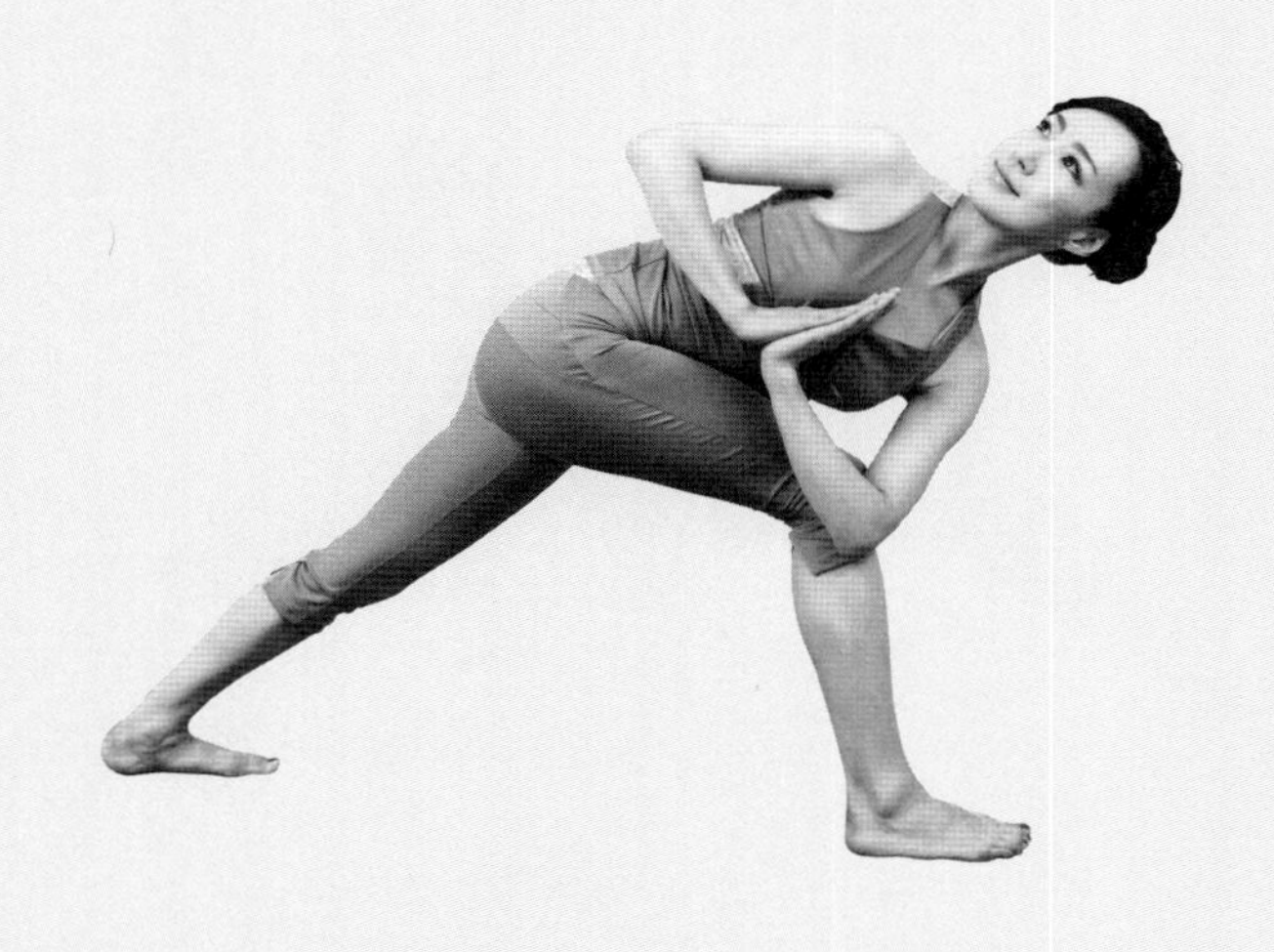

How to

〔ひねって体側を伸ばすポーズ〕

開始姿勢：ターダーサナ〔山のポーズ〕

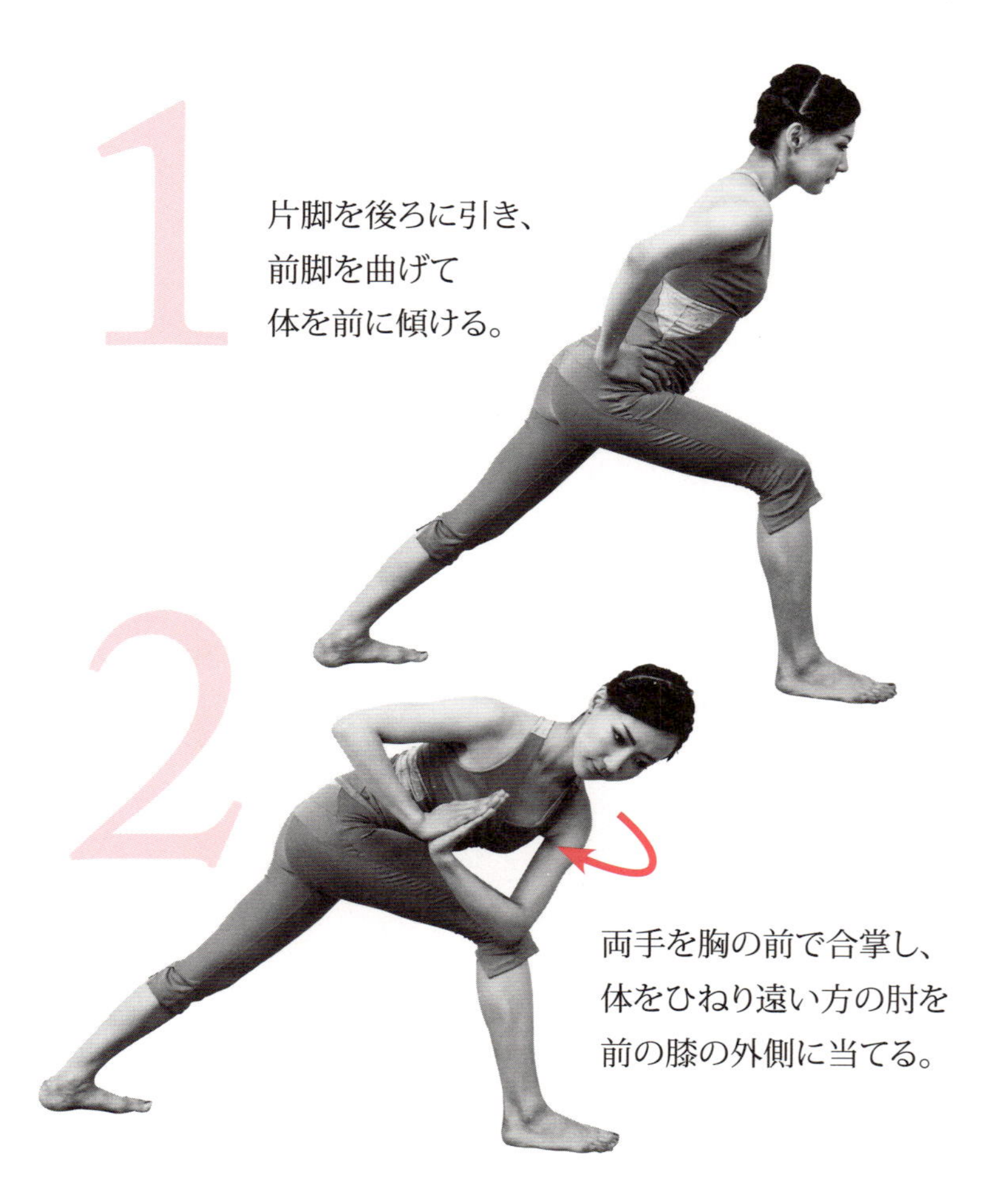

1

片脚を後ろに引き、
前脚を曲げて
体を前に傾ける。

2

両手を胸の前で合掌し、
体をひねり遠い方の肘を
前の膝の外側に当てる。

3
胸を天井に向けるように
ひねりを強めて
首を伸ばす。
×
NG
ここに
注意!

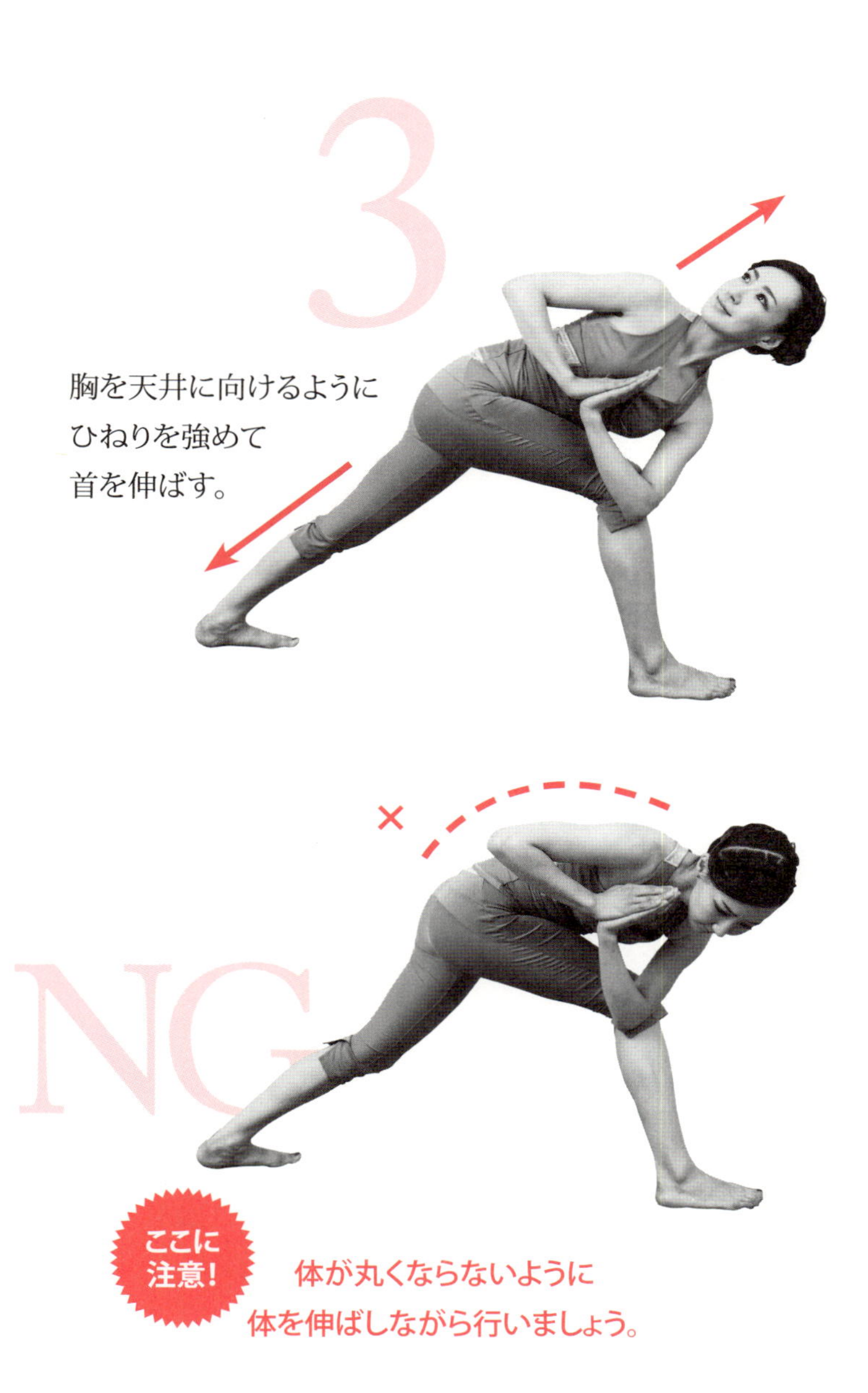

体が丸くならないように
体を伸ばしながら行いましょう。

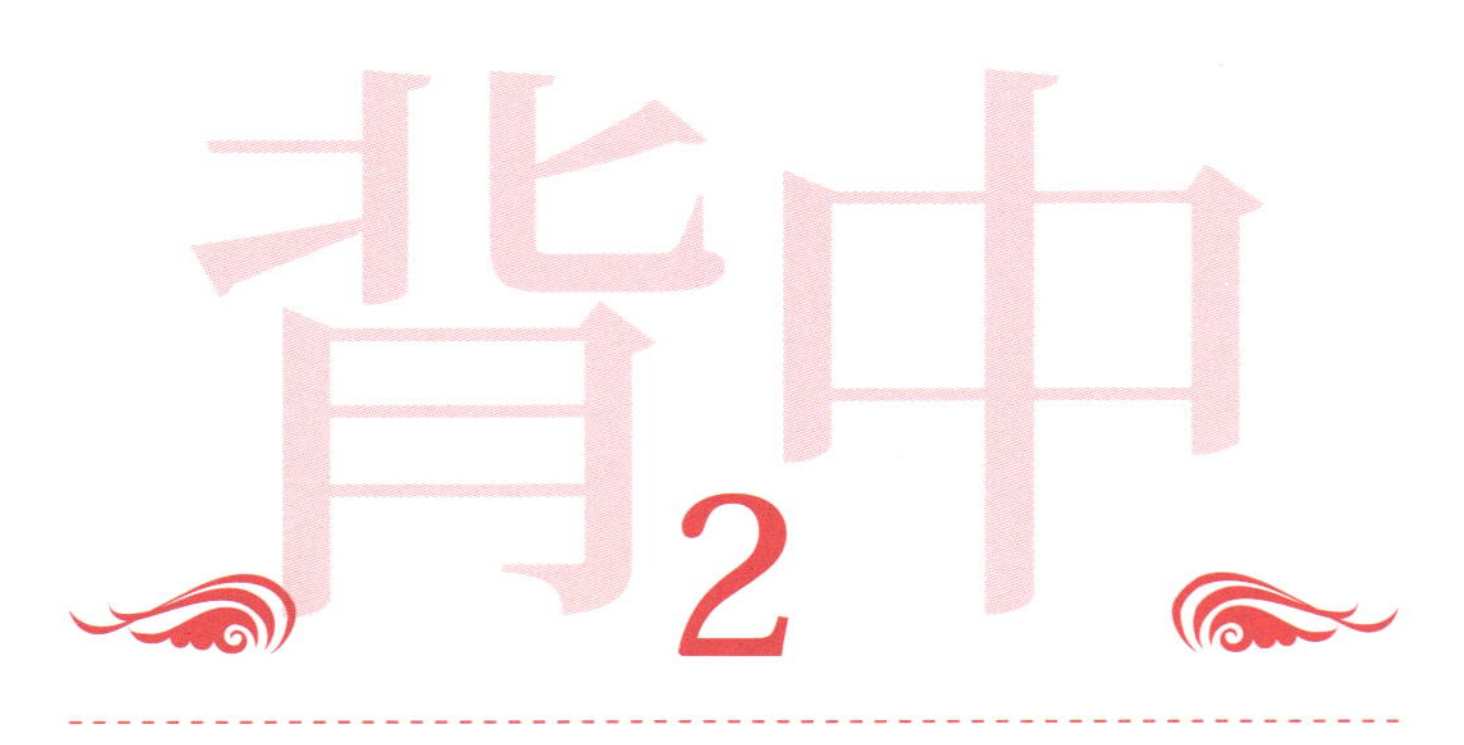

背中を引き締める

ドレスを着た時に背中が引き締まっているときれいですね。
スリットの入ったドレスを着こなしているモデルさんや
ハリウッドスターの背中は憧れの代表ですね。
ポイントは背中にある肩甲骨を
少し寄せるようにして胸を開きます。
ただし、肩甲骨を寄せすぎると
腰が反ってお腹が前に出てしまいますので、
やりすぎには注意が必要です。
腹筋が抜けないように
体幹のバランスをとりながら行いましょう。

背中を引き締める①

ヴィーラバドラーサナⅡ

〔戦士のポーズ2〕

戦士の勇ましい姿を表す力強いポーズです。下半身を安定させて上半身を大きく広げていきます。力の象徴である男性の胸板をイメージして、胸を張るために背中を引き締めます。肩が上がって首がすくむと怯えているようになってしまうので、肩甲骨は引き下げて首は長く伸ばしておきましょう。力強いポーズは心も力強くなります。度胸をつけたい時や、元気を出したい時にもお勧めです。

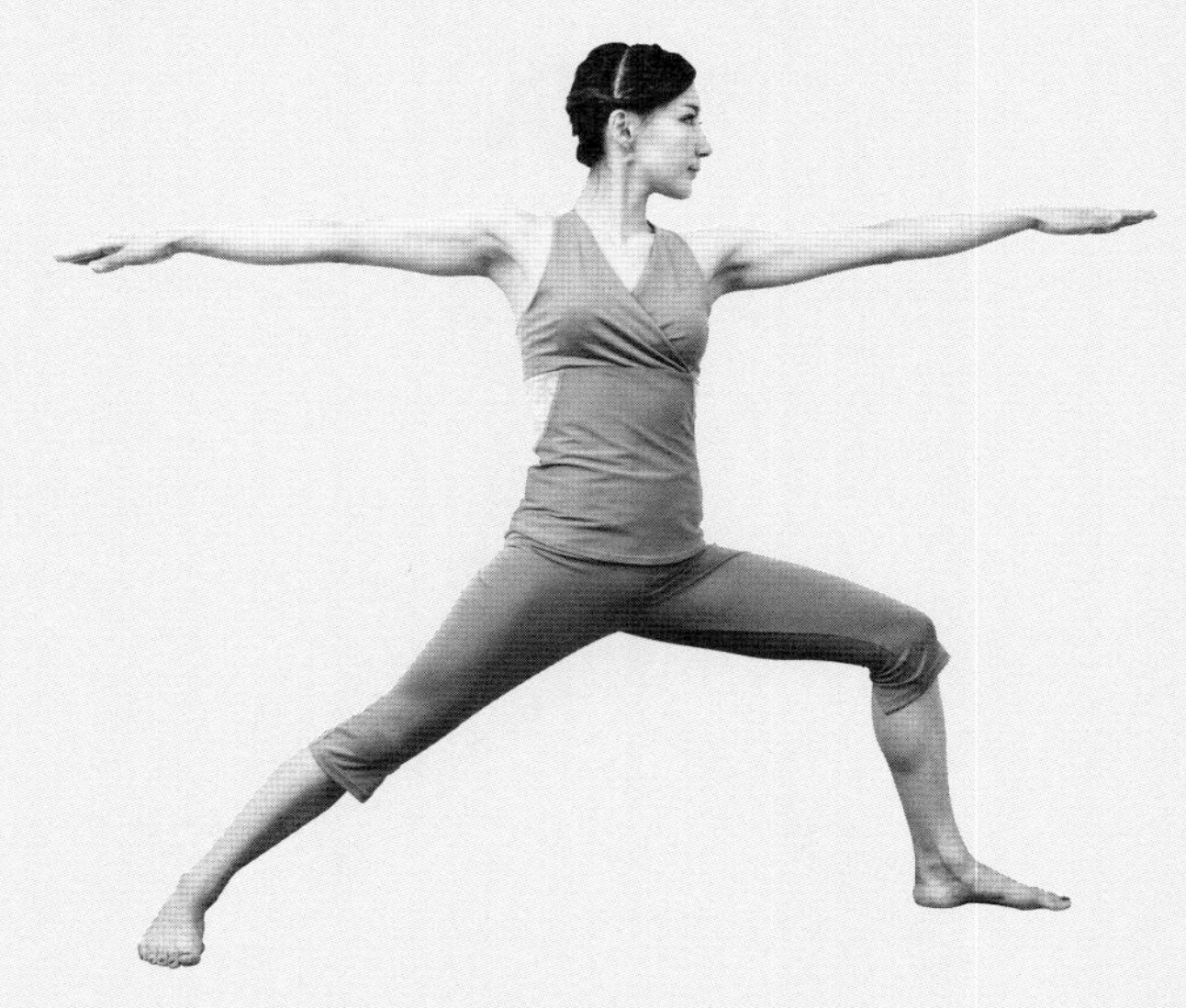

How to

〔戦士のポーズ 2〕

開始姿勢：
ターダーサナ〔山のポーズ〕

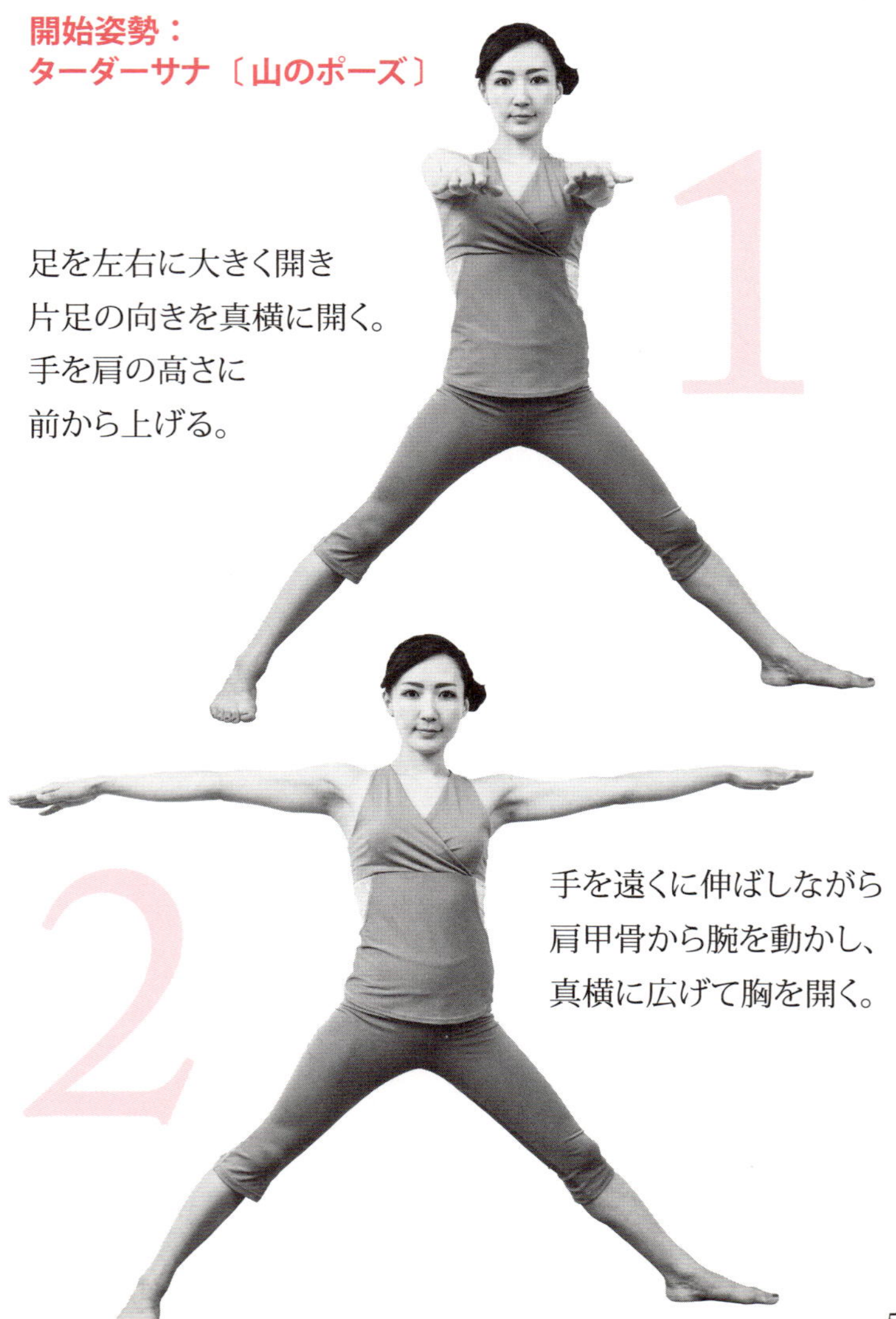

1

足を左右に大きく開き
片足の向きを真横に開く。
手を肩の高さに
前から上げる。

2

手を遠くに伸ばしながら
肩甲骨から腕を動かし、
真横に広げて胸を開く。

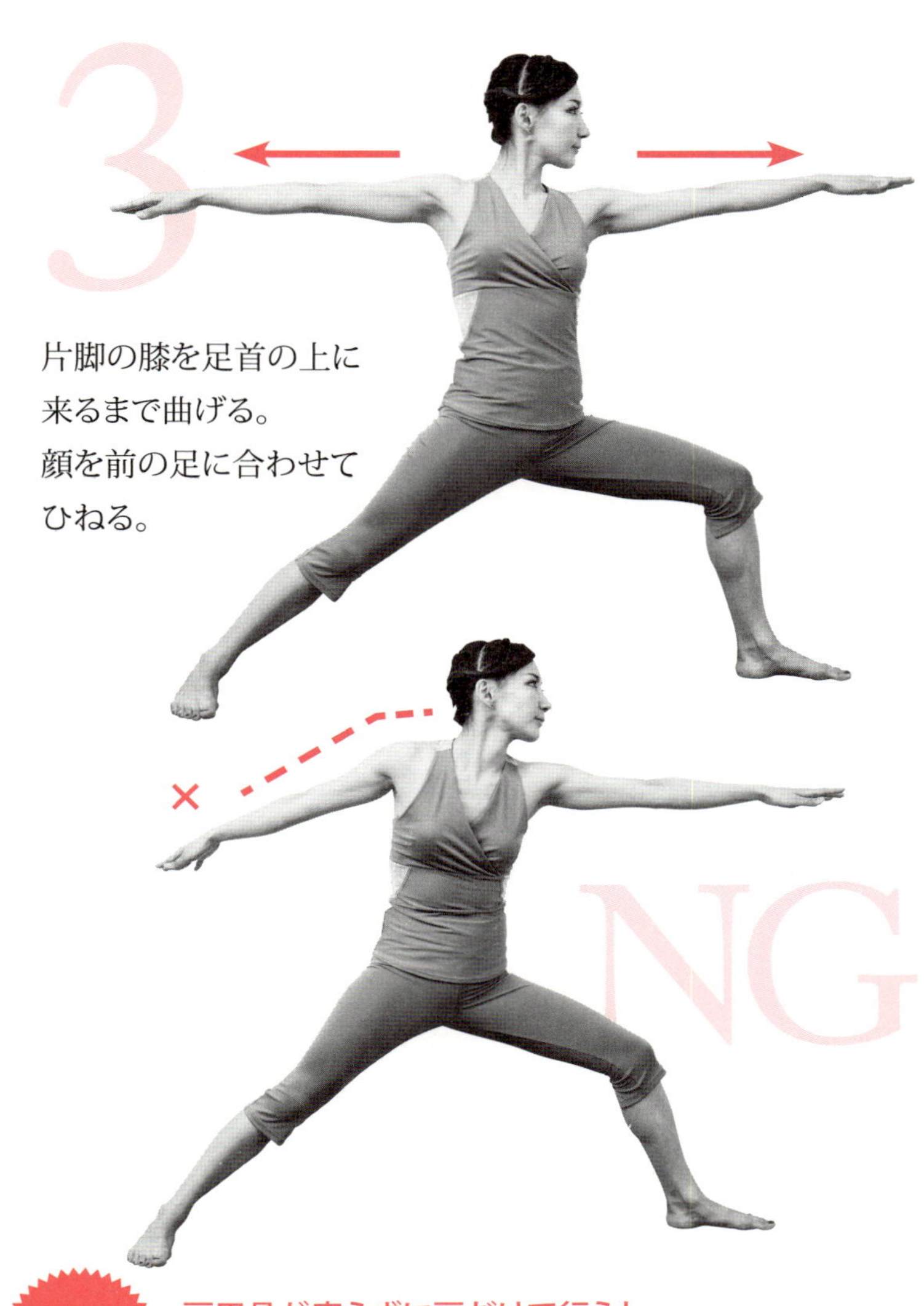

片脚の膝を足首の上に
来るまで曲げる。
顔を前の足に合わせて
ひねる。

ここに
注意!

肩甲骨が寄らずに肩だけで行うと、
肩に負担がくるので注意しましょう。

背中を引き締める ②

トリコーナアーサナ

〔 三角のポーズ 〕

ポーズが三角の形をしていることから、この名前がついています。三角というと直線的なイメージがありますが、実際のポーズは、ひねりも胸の開きも加わった複合的なポーズです。体の中心から手足が四方に開いて伸びていくようにイメージしましょう。特に胸を開いて、体が拡張していくように手を遠くに伸ばしていきます。やはり首は長く伸ばしましょう。

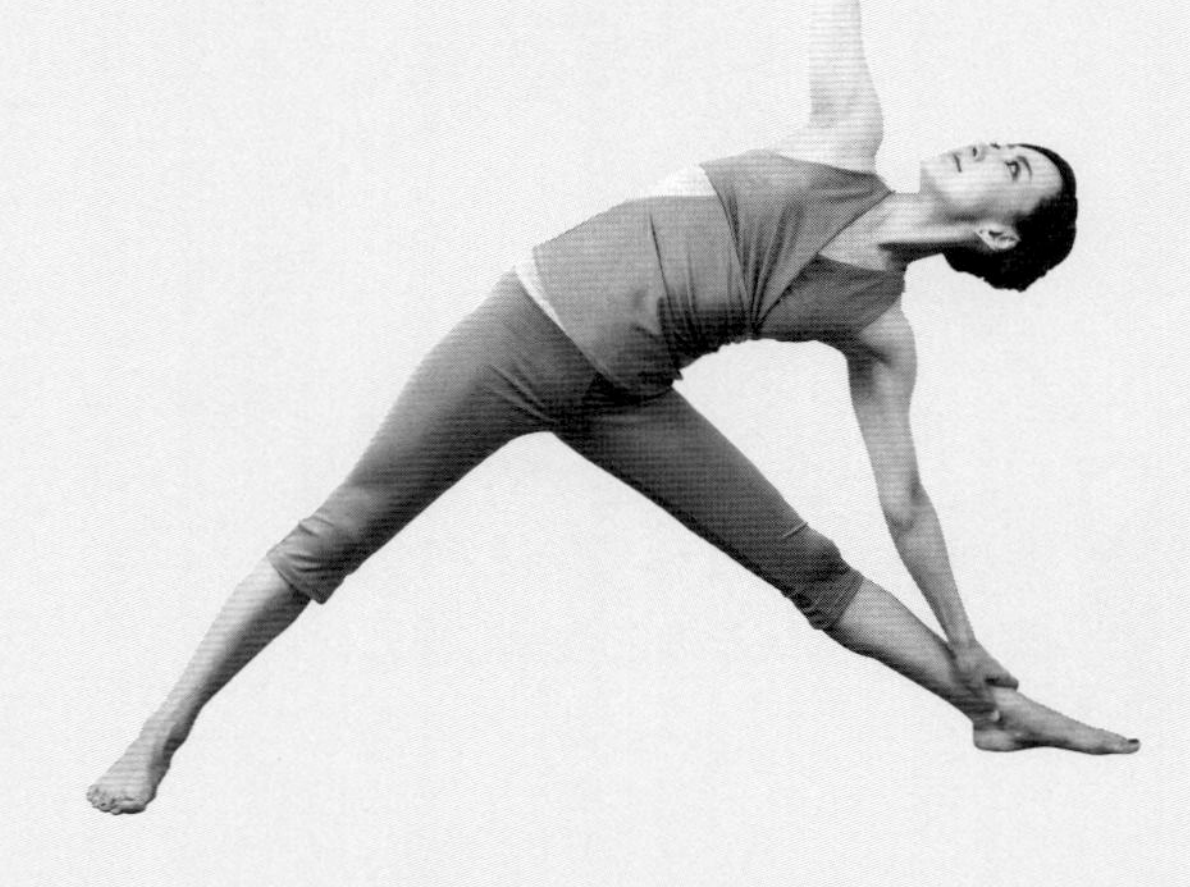

How to

〔三角のポーズ〕

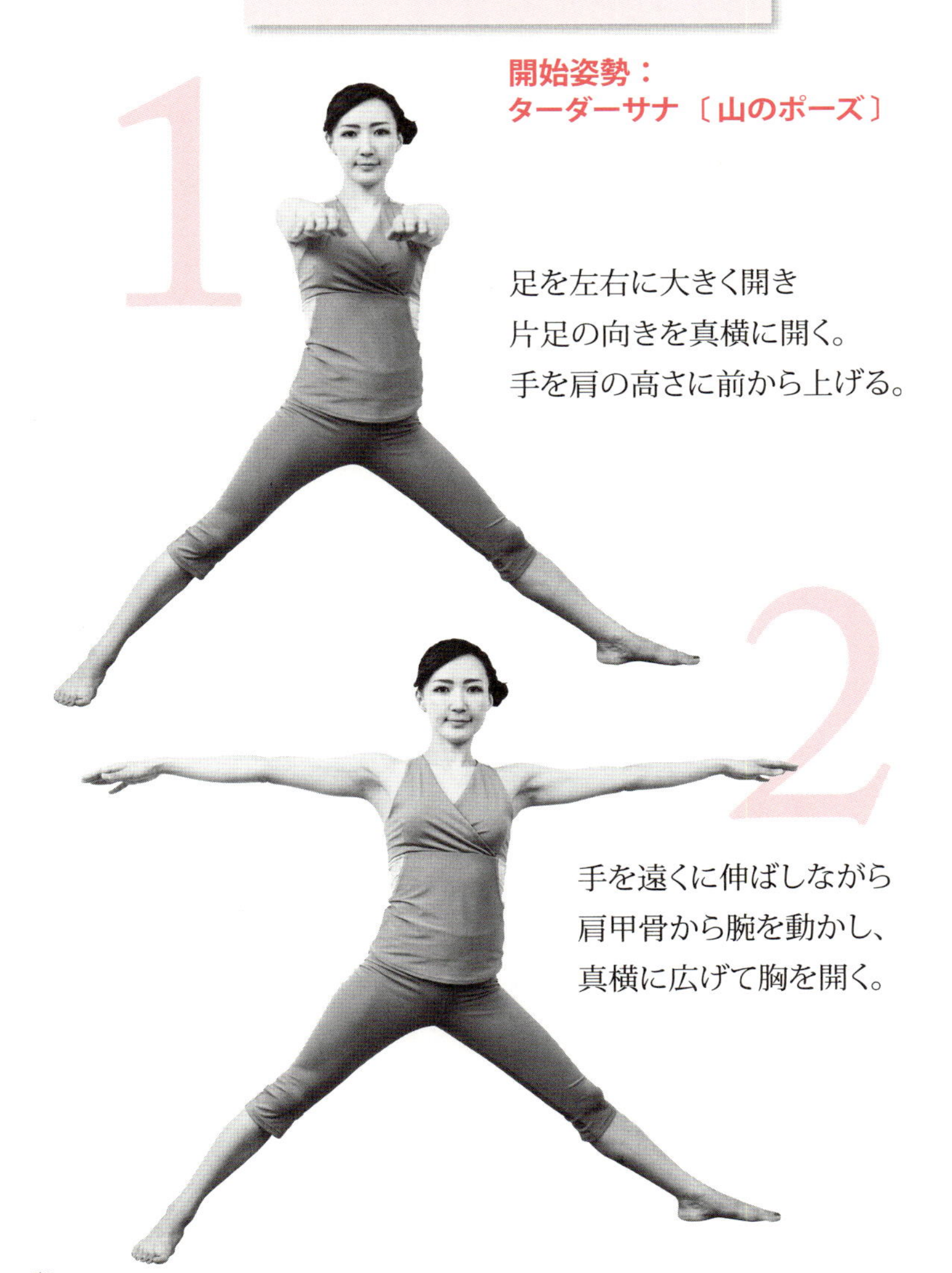

1

開始姿勢：
ターダーサナ〔山のポーズ〕

足を左右に大きく開き
片足の向きを真横に開く。
手を肩の高さに前から上げる。

2

手を遠くに伸ばしながら
肩甲骨から腕を動かし、
真横に広げて胸を開く。

3

股関節から前に体を倒して
片手を足首に、
片手を天井に伸ばして、
天井を見るように
胸を開く。

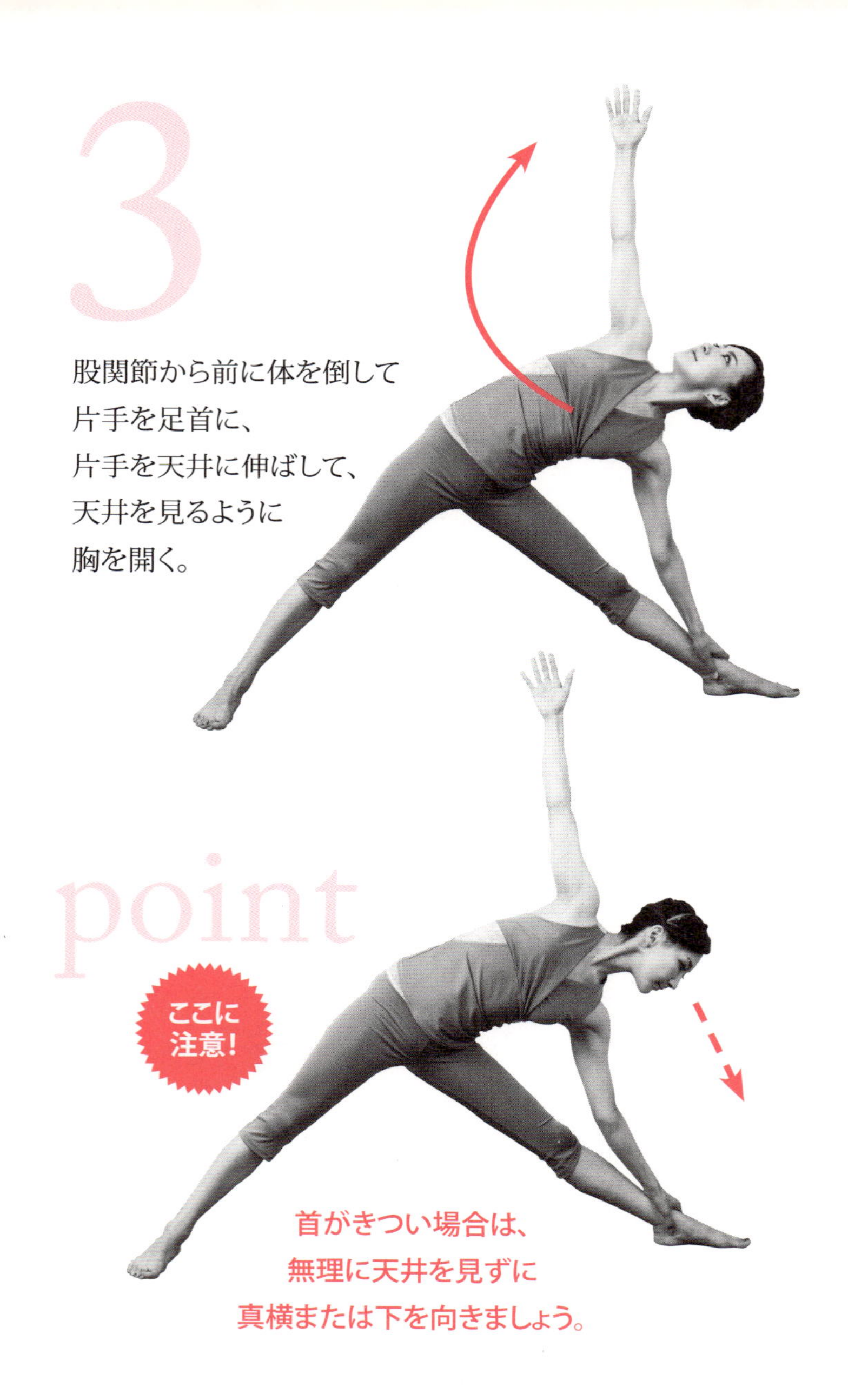

point

ここに注意！

首がきつい場合は、
無理に天井を見ずに
真横または下を向きましょう。

背中を引き締める ③

ヴァシシュターサナ

〔賢者ヴァシシュタのポーズ〕

片手で体重を支えバランスをとるポーズです。強度的には少しきついですが、その分、ポーズをとった後、充実感が満ちてきます。床に置いてある手と天井に伸ばす手を体の中心から広げて胸を開きます。足も床を支えていますが、床を押すというイメージよりも、頭と足を伸ばし合うようにしましょう。やはり首は長く伸ばしましょう。

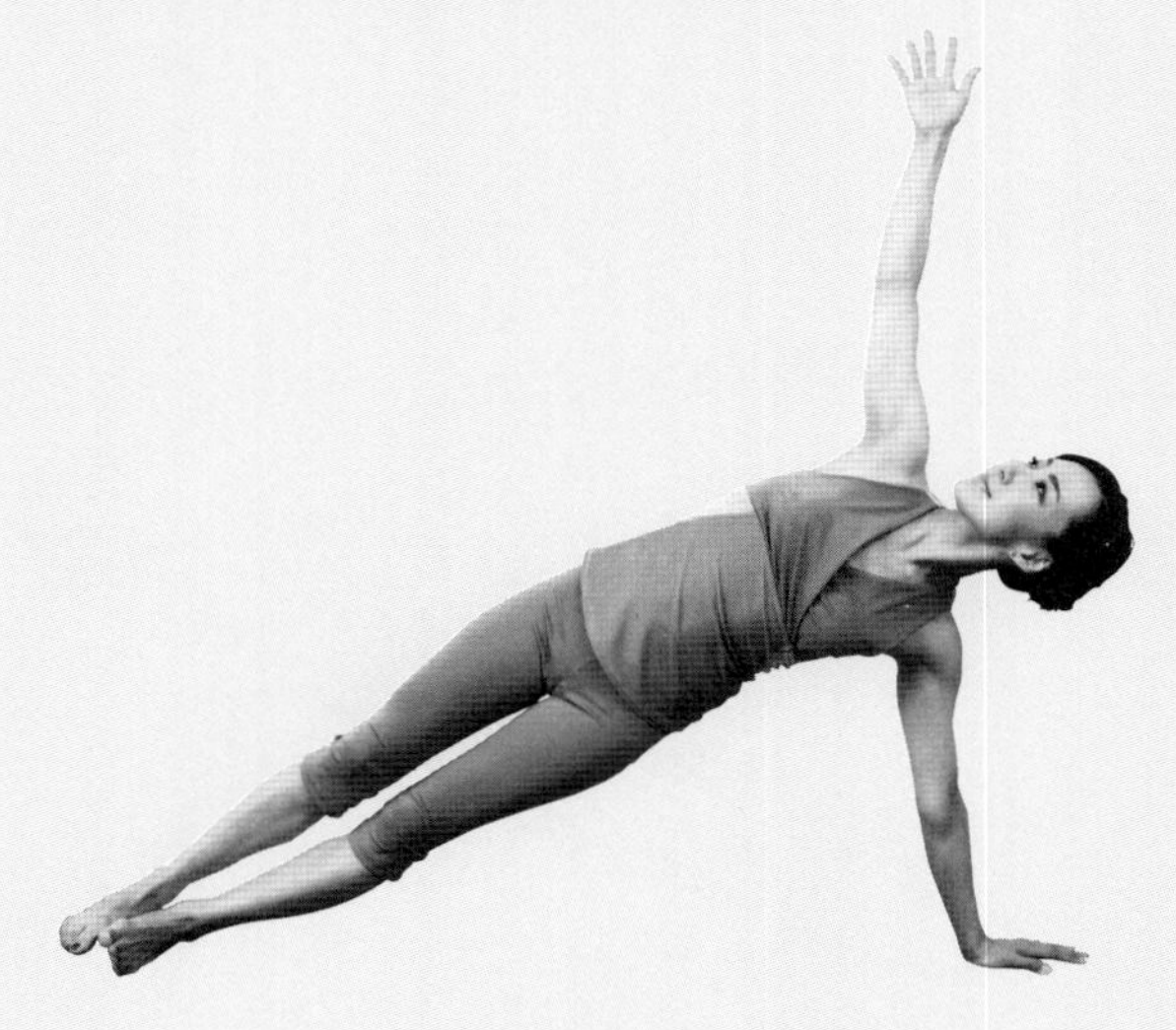

How to

〔賢者ヴァシシュタのポーズ〕

開始姿勢：タンダーサナ〔ワニのポーズ〕

1

腕立て伏せの
姿勢になる。

2

片側に体重を
移動させて、
横を向く。

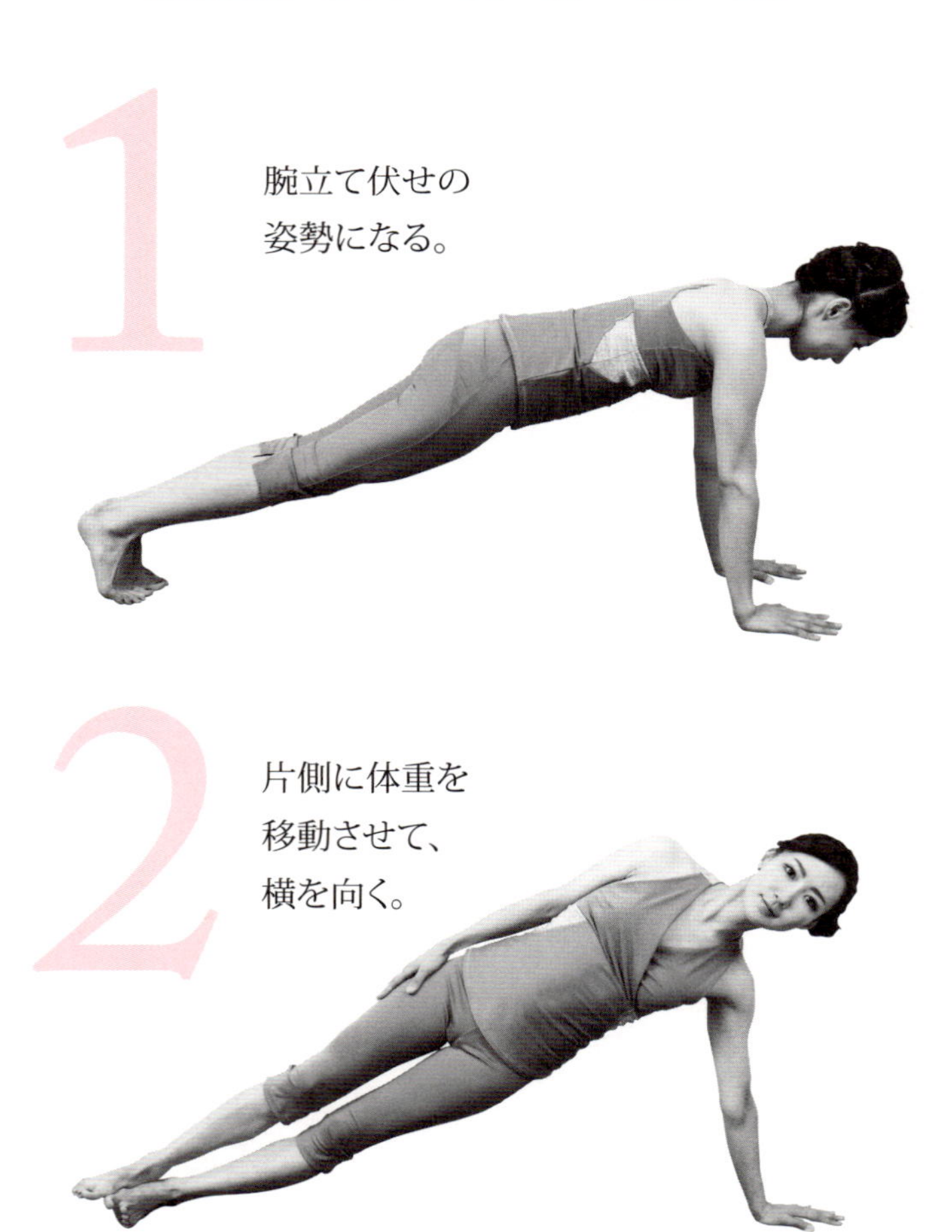

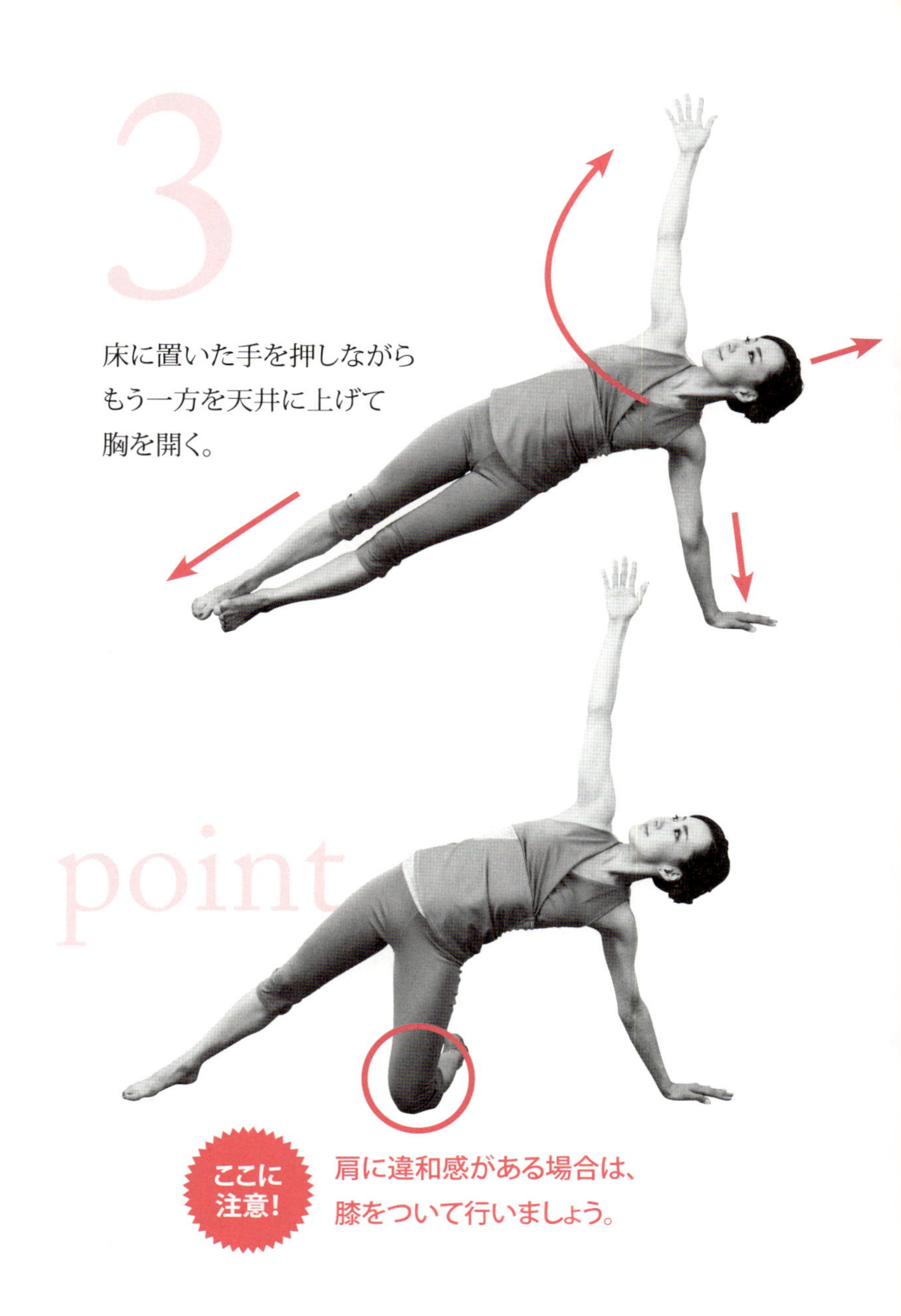
3
床に置いた手を押しながら
もう一方を天井に上げて
胸を開く。
point
ここに
注意！
肩に違和感がある場合は、
膝をついて行いましょう。

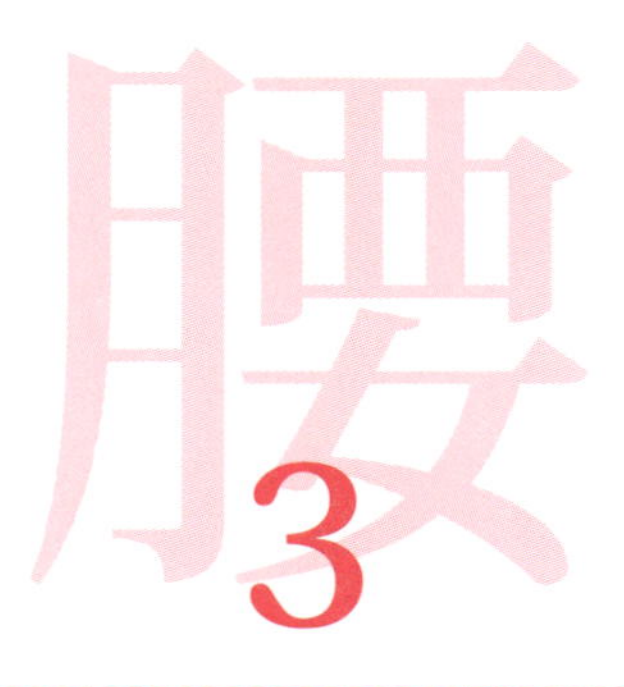

腰3 くびれ腰をつくる

やはり気になるところはお腹周り。
後ろ姿でも目立つところですね。
くびれは若さの象徴でもあります。
胸が引き上がってお腹が薄くなると、くびれができます。
とにかく余分な脂肪をお腹に溜めないことです。
わかっているけど食べてしまう、
そんな心もポーズの練習で吹き飛ばしましょう。
体をひねるポーズでは内臓も筋肉も絞られ、
お腹が引き締まります。
内側からきれいになって、体調も整えていきましょう。

くびれ腰をつくる ①

パリブリッタスカアーサナ

〔ひねった安楽座〕

坐法にひねりを加えたポーズになります。安定した下半身から上半身を天井に引き上げてお腹を薄くしながらひねります。ひねりの中心は胸になりますが、イメージとしては下腹部から意識します。そうすることで、体を伸ばしながらひねることが可能になります。左右差を感じることもあると思いますが、その場合は、基本的には苦手なほうを少し長く、または回数を多く行いましょう。

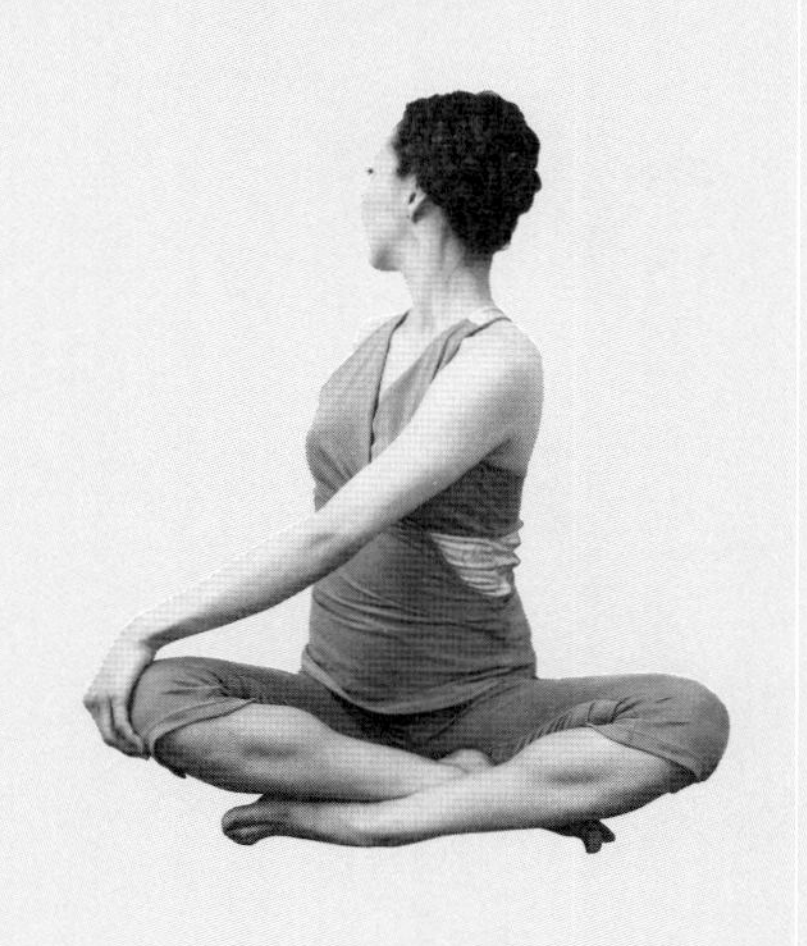

How to

〔ひねった安楽座〕

開始姿勢：ヴァジュラーサナ〔稲妻のポーズ〕

1

胡座（あぐら）をかき
頭頂を伸ばして
まっすぐ座る。

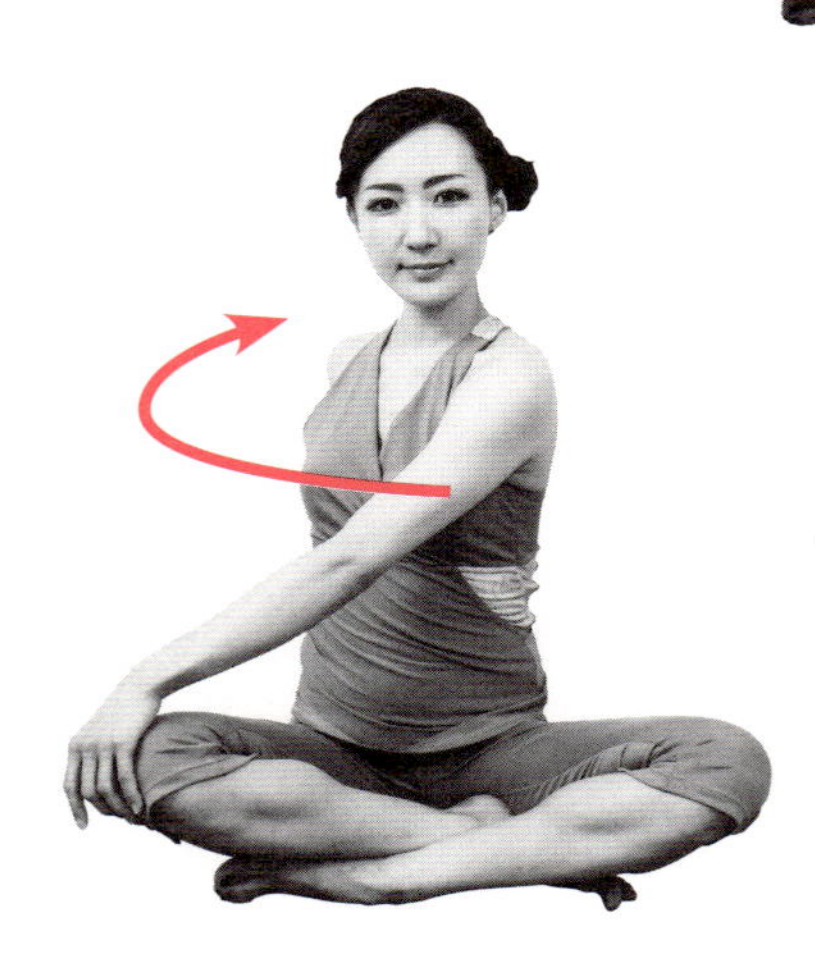

2

体をひねって
片手を膝に片手を
お尻の後ろの床につく。

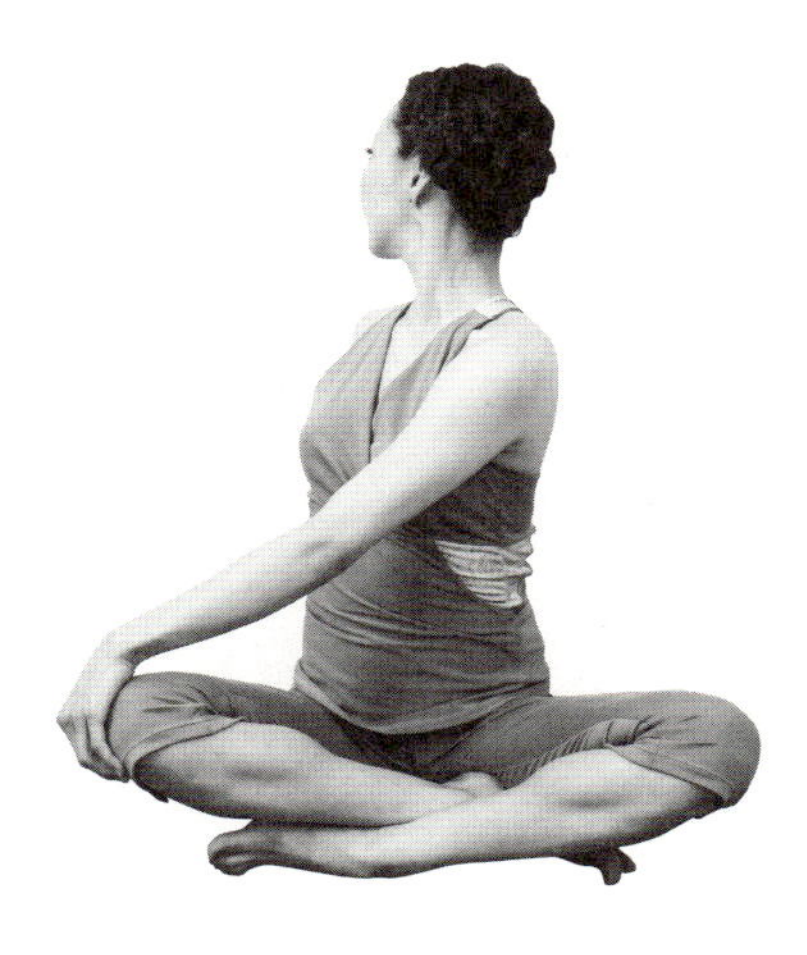

3

床を押して
体を上に引き上げながら
後ろを振り向き
ひねりを強める。

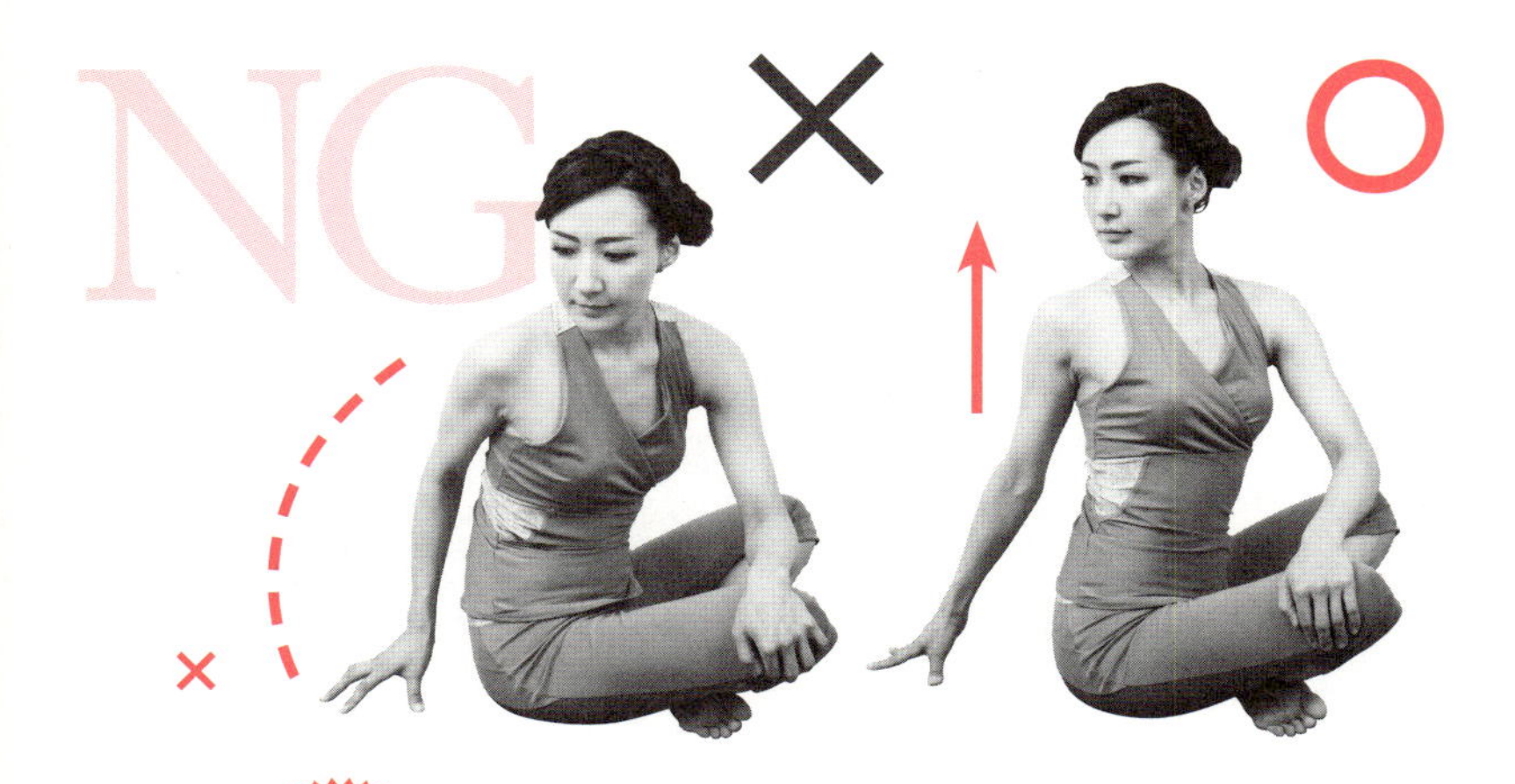

ここに注意！ 体が丸くなるとお腹がうまく絞れないため、体はしっかりと伸ばしましょう。

くびれ腰をつくる ②

ジャタラパリヴァルターサナ

〔腹部のひねりのポーズ〕

仰向けでひねるポーズです。比較的お腹を使って行いますので、内臓に効くだけでなく、腹筋の筋力強化にもなります。お腹にかなり刺激が入るので、食後には行わないようにしましょう。逆に朝方など、排便を促すには最適です。腹部を使うほかのポーズと併用してください。お腹を使っているという意識で行うことで、無意識的に行うよりも効果的にお腹を引き締めることができます。

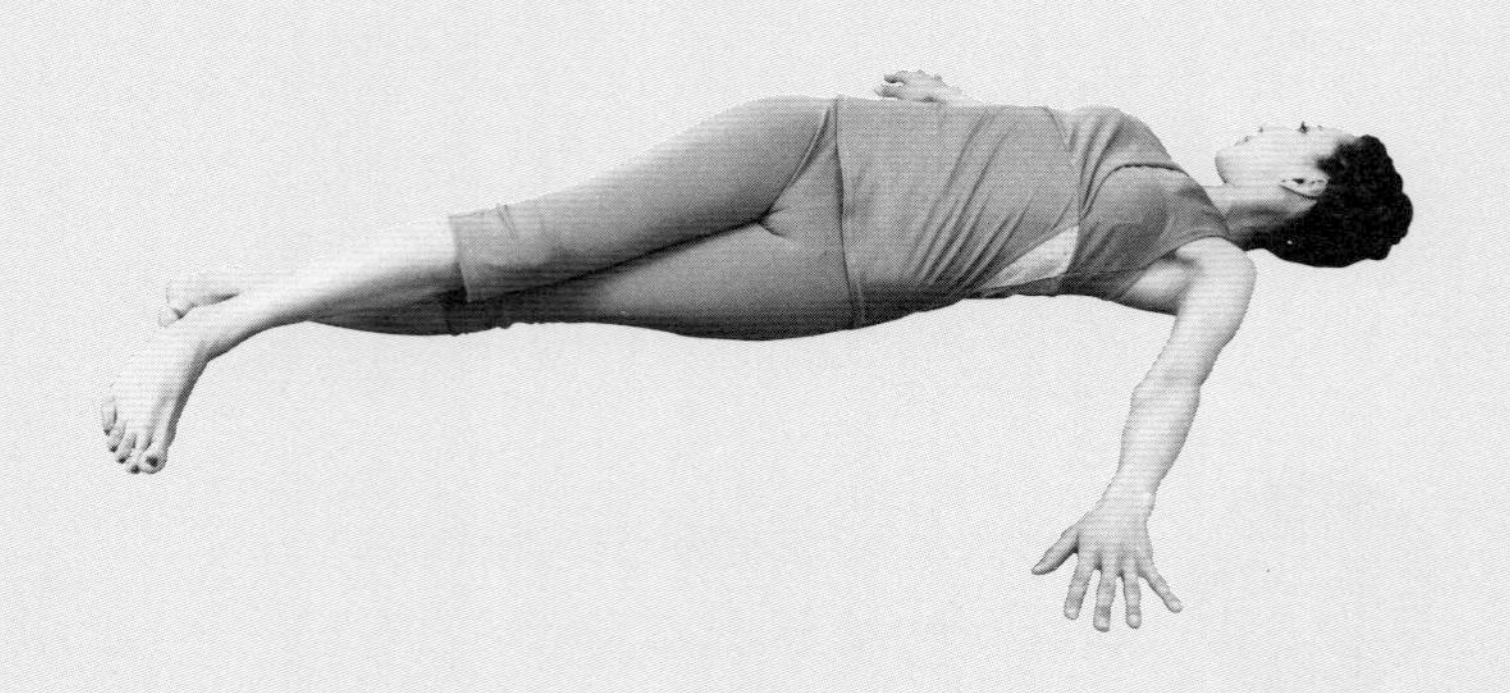

How to

〔腹部のひねりポーズ〕

開始姿勢：シャバアーサナ〔死体のポーズ〕

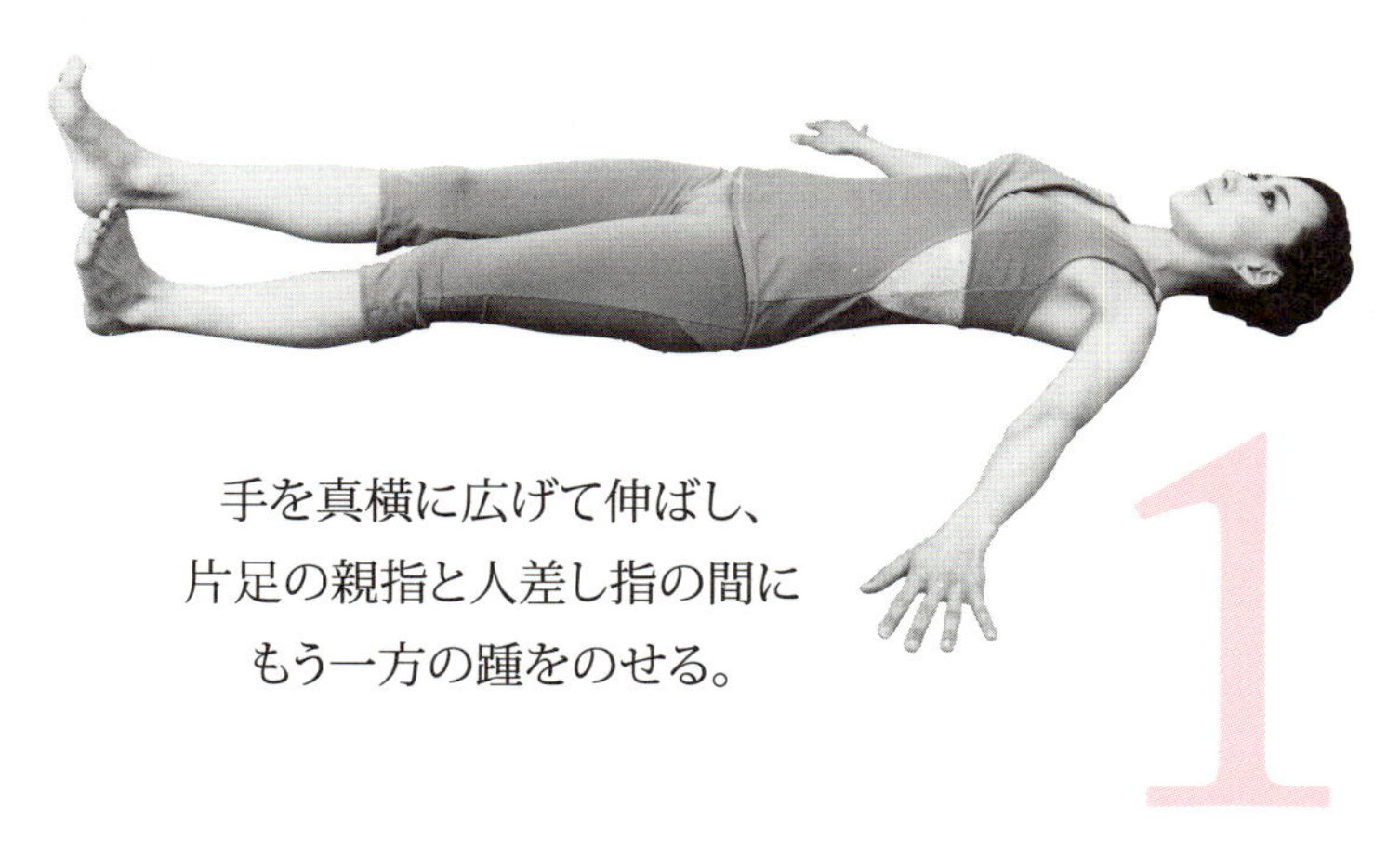

1

手を真横に広げて伸ばし、
片足の親指と人差し指の間に
もう一方の踵をのせる。

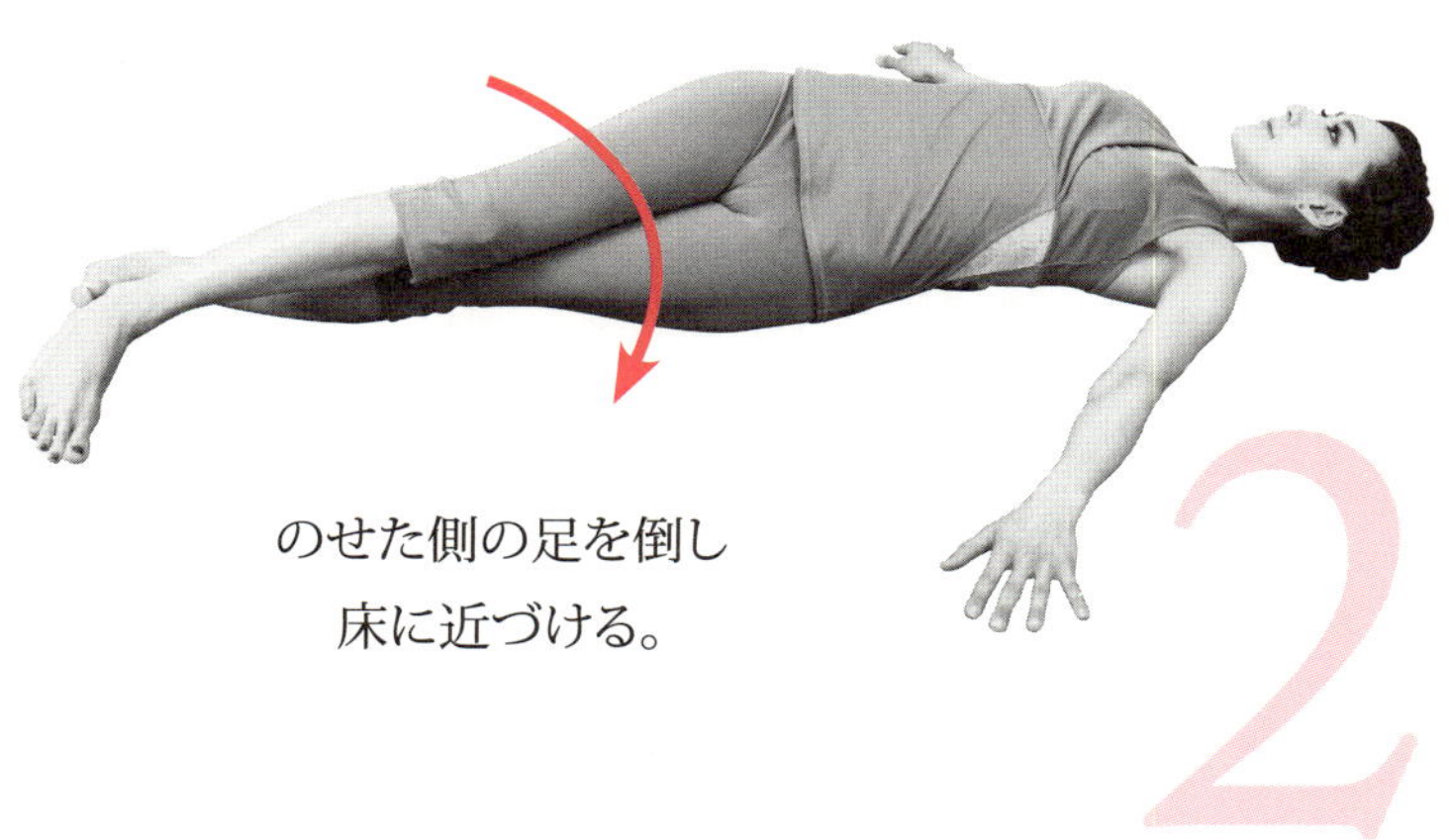

2

のせた側の足を倒し
床に近づける。

3

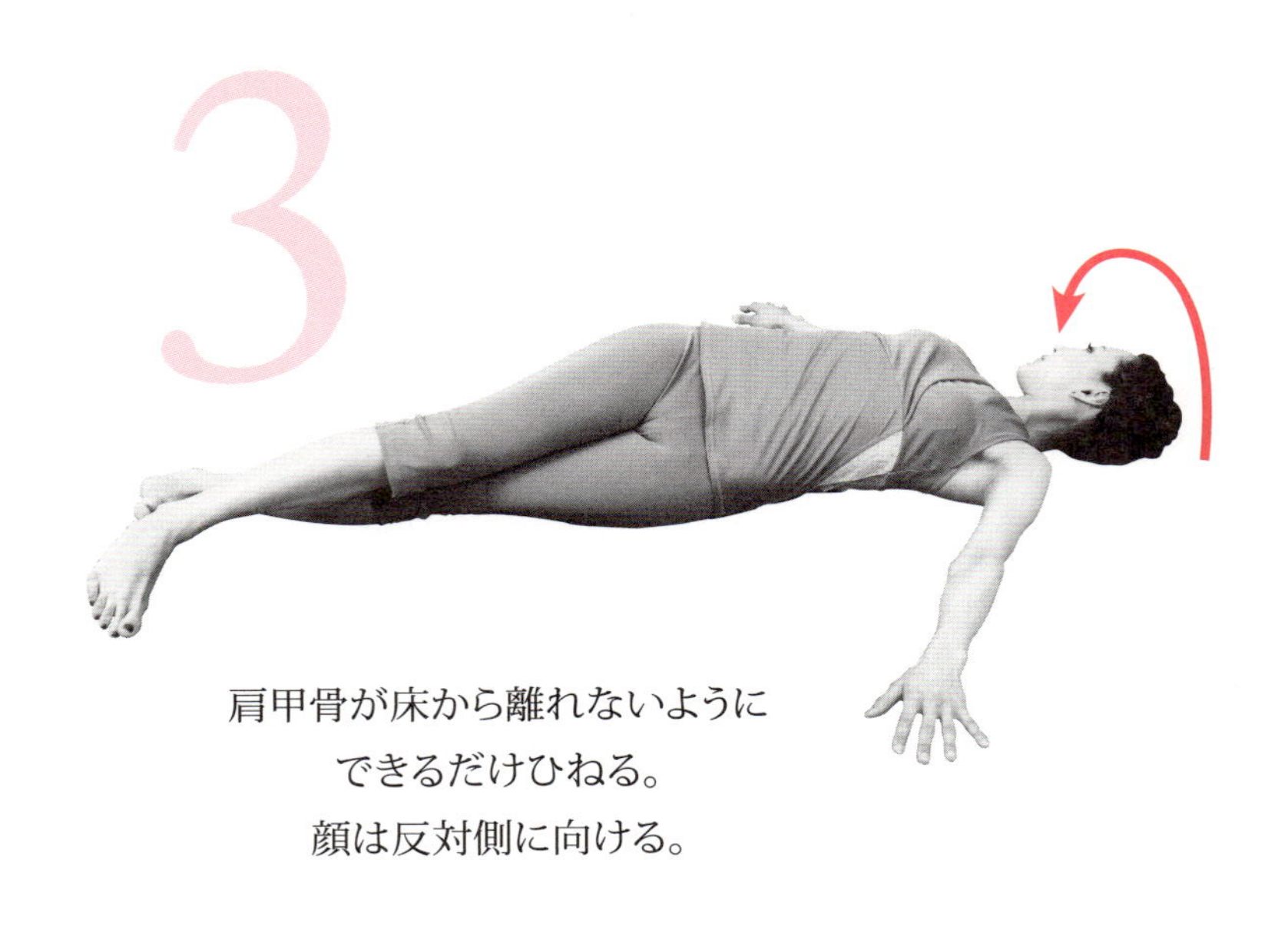

肩甲骨が床から離れないように
できるだけひねる。
顔は反対側に向ける。

point

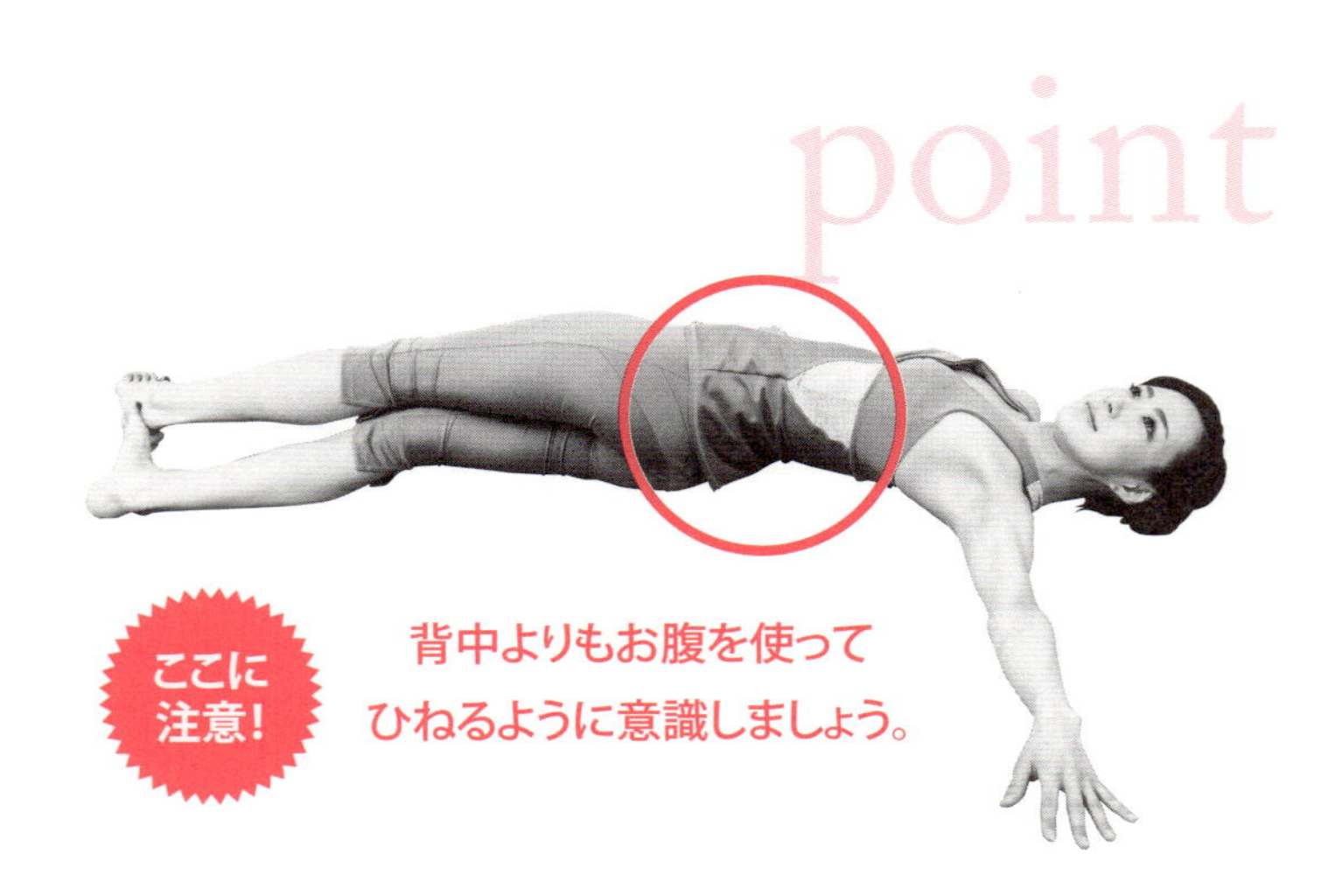

ここに注意!

背中よりもお腹を使って
ひねるように意識しましょう。

くびれ腰をつくる③

アルダマッチェンドラーサナ

［半分のマッチェンドラのポーズ］

膝を抱え込んでひねるポーズです。太ももをお腹に当ててお腹を薄くしながらひねります。脚の状態によっては、うまく脚が組めないこともありますが、脚よりも体のひねりに焦点を当てて行いましょう。体が丸くなりやすいので、可能な限り体を引き伸ばし、お腹を意識しながら行いましょう。手で膝を支えるので、力ずくで行うと手の練習になっていまします。手はあくまでサポートとして考え、お腹からひねります。

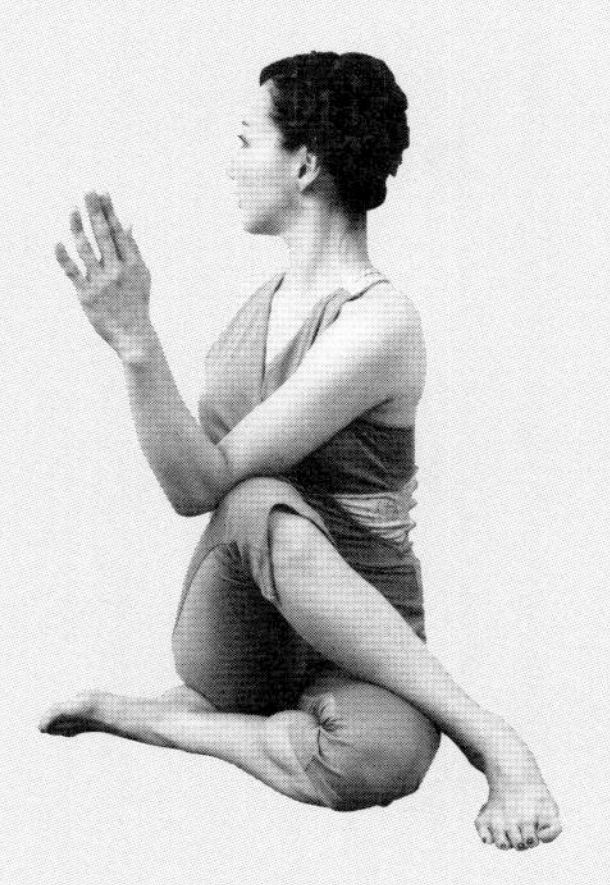

How to

〔半分のマッチェンドラのポーズ〕

開始姿勢：ダンダーサナ〔杖のポーズ〕

1

一方の脚を曲げて、
もう一方の脚をまたいで
床に足裏を置き、
膝を立てる。

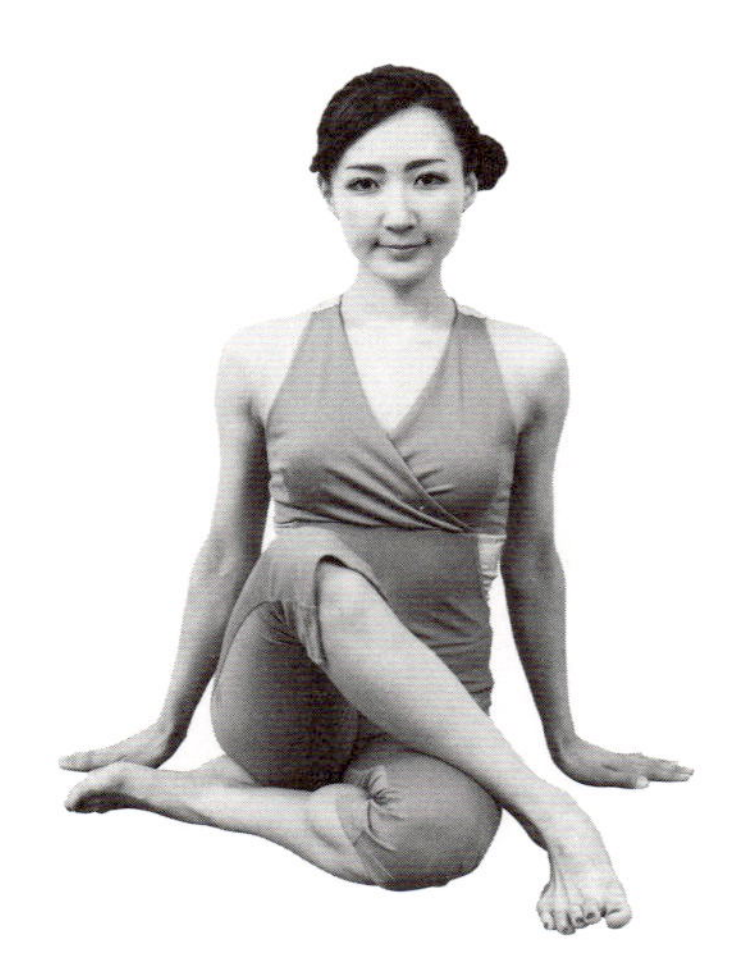

2

下の脚の膝を曲げて
お尻に足を近づける。

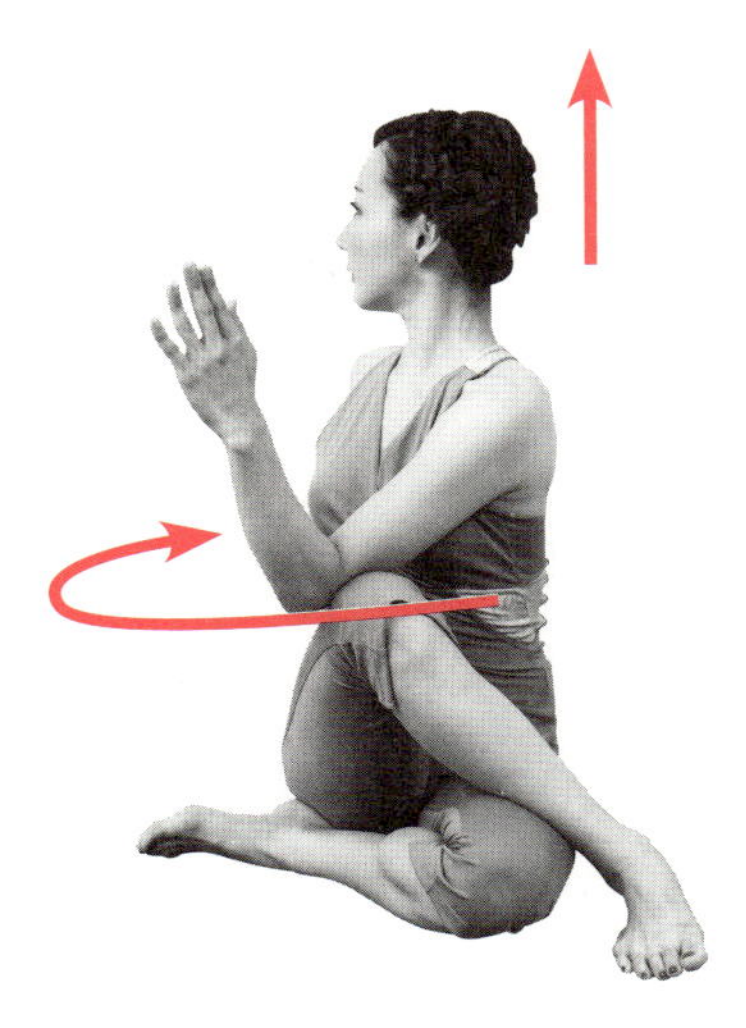

3

床を押して
体を上に引き上げながら
後ろを振り向き
ひねりを強める。

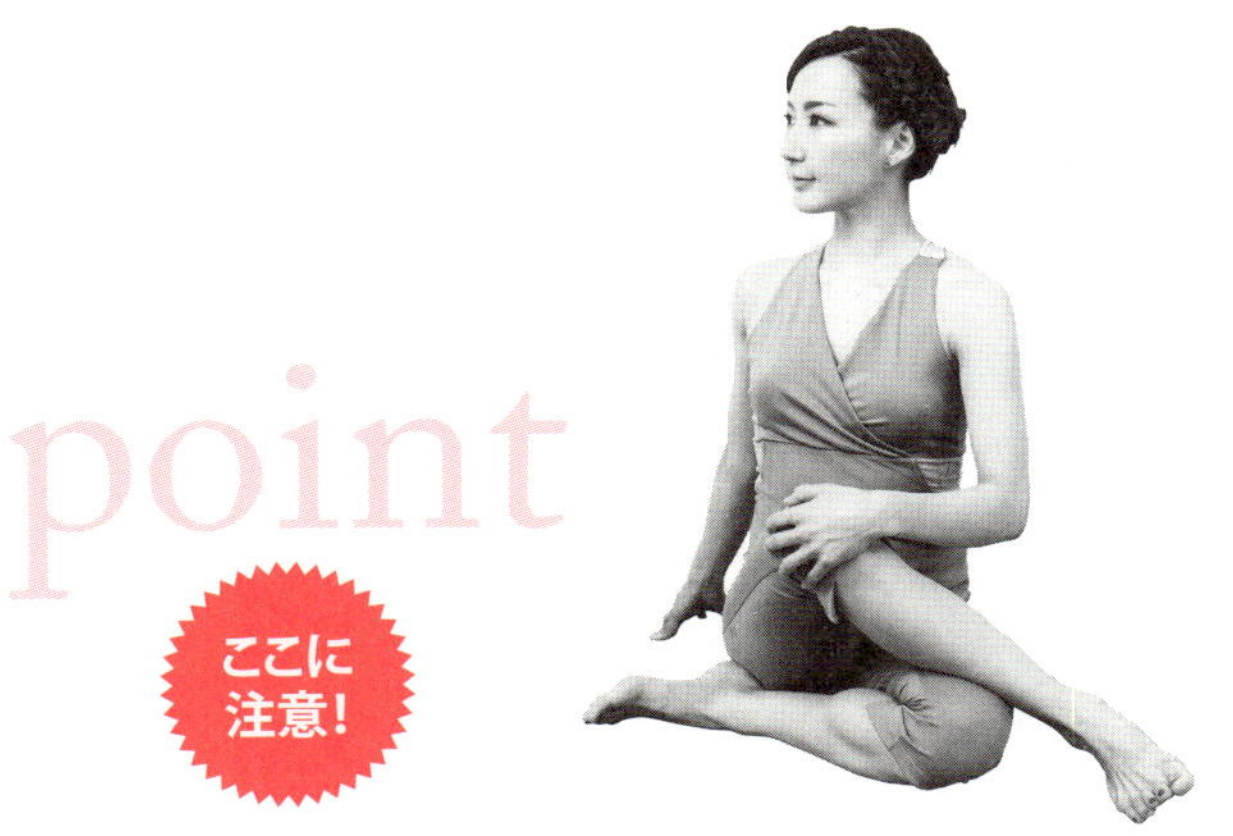

股関節の前面に挟まれるような痛みが出た場合は、
痛みの出ない途中までにしてひねりましょう。

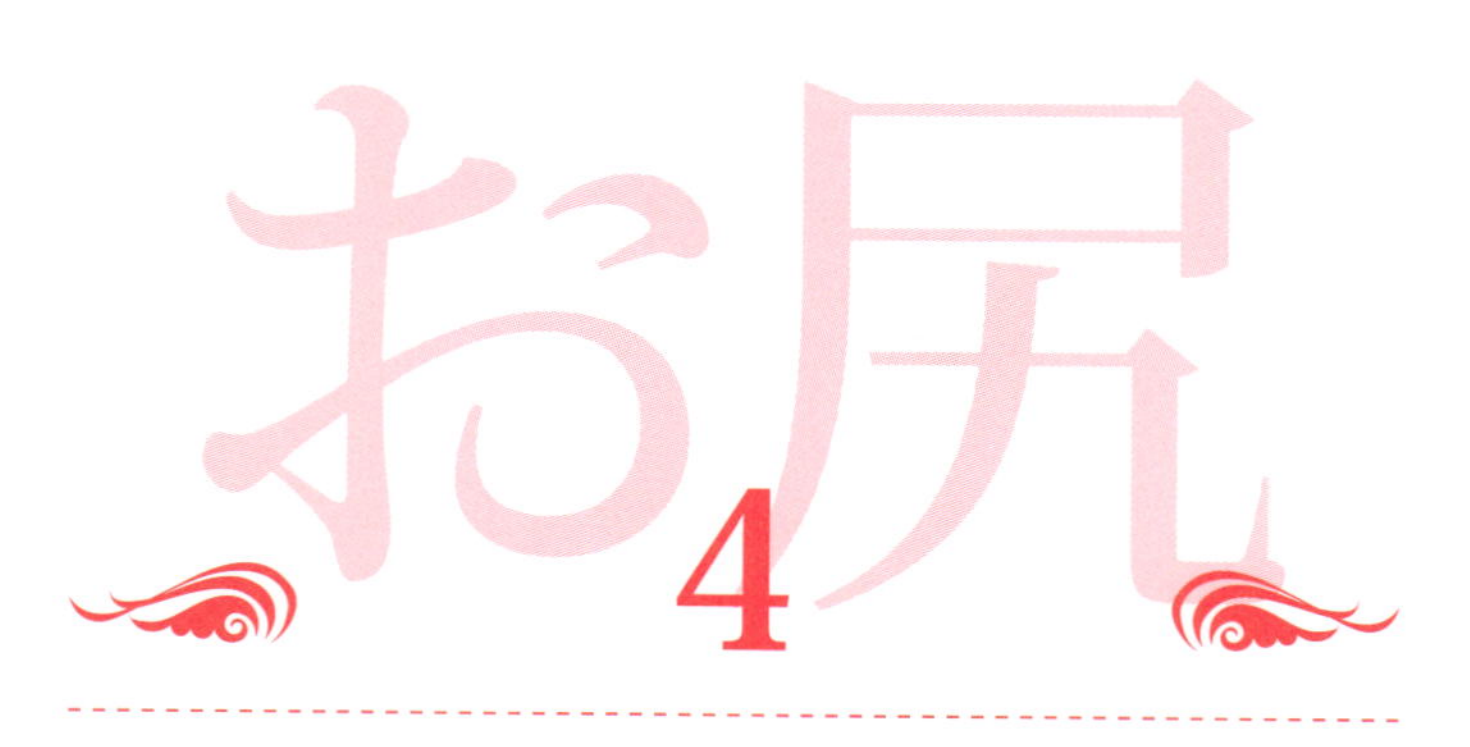

お尻4 きれいなお尻をつくる

お尻の一番大きな筋肉は大殿筋です。
この筋肉がお尻の形を決めます。
大殿筋は、スクワットのように股関節を曲げて
体を支える時に一番働きます。
立ちっぱなしだと鼠径部は伸びた状態なので、
大殿筋がゆるんでしまいます。
またこのことを骨盤から捉えると、
骨盤が後ろに倒れる（後傾する）とお尻は垂れてしまい、
骨盤が起きていると引き上がります。
骨盤をしっかりと起こして鼠径部を引き込むのが
引き上がったお尻のポイントです。

きれいなお尻をつくる ①

ヴィーラバドラーサナⅢ

〔 戦士のポーズ3 〕

力強い戦士のポーズです。本来は片脚で立つ、バランスが必要な難易度の高いポーズですが、本書では安定した状態で行います。お尻の筋肉を高めるために、股関節を曲げた状態を維持します。お尻のトレーニングというと多くの場合、うつ伏せで脚上げをしますが、このポーズは立って行えます。もともと自重を制御するのが筋肉の働きですので、とても機能的なポーズといえます。

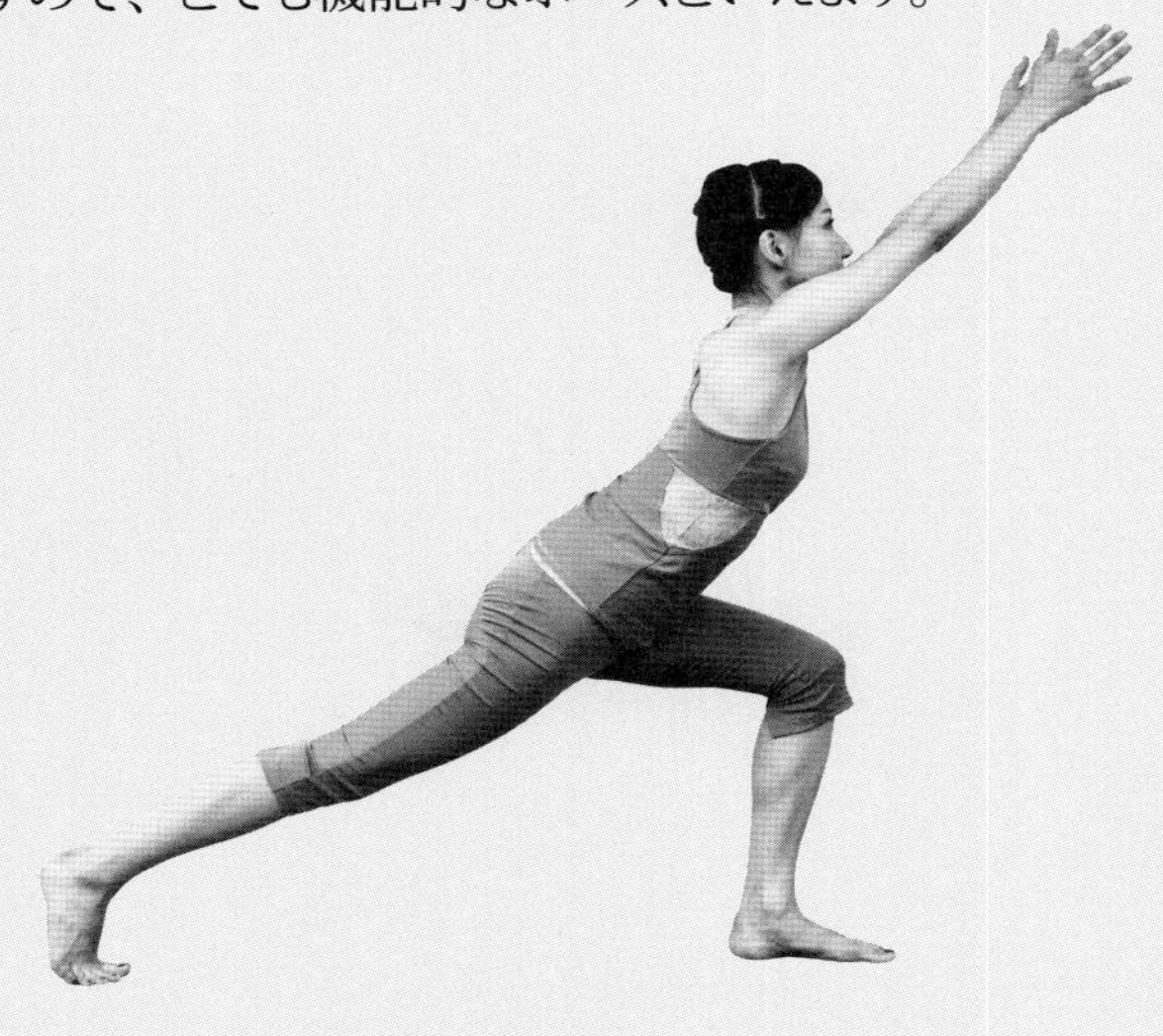

How to

〔戦士のポーズ3〕

開始姿勢：ターダーサナ〔山のポーズ〕

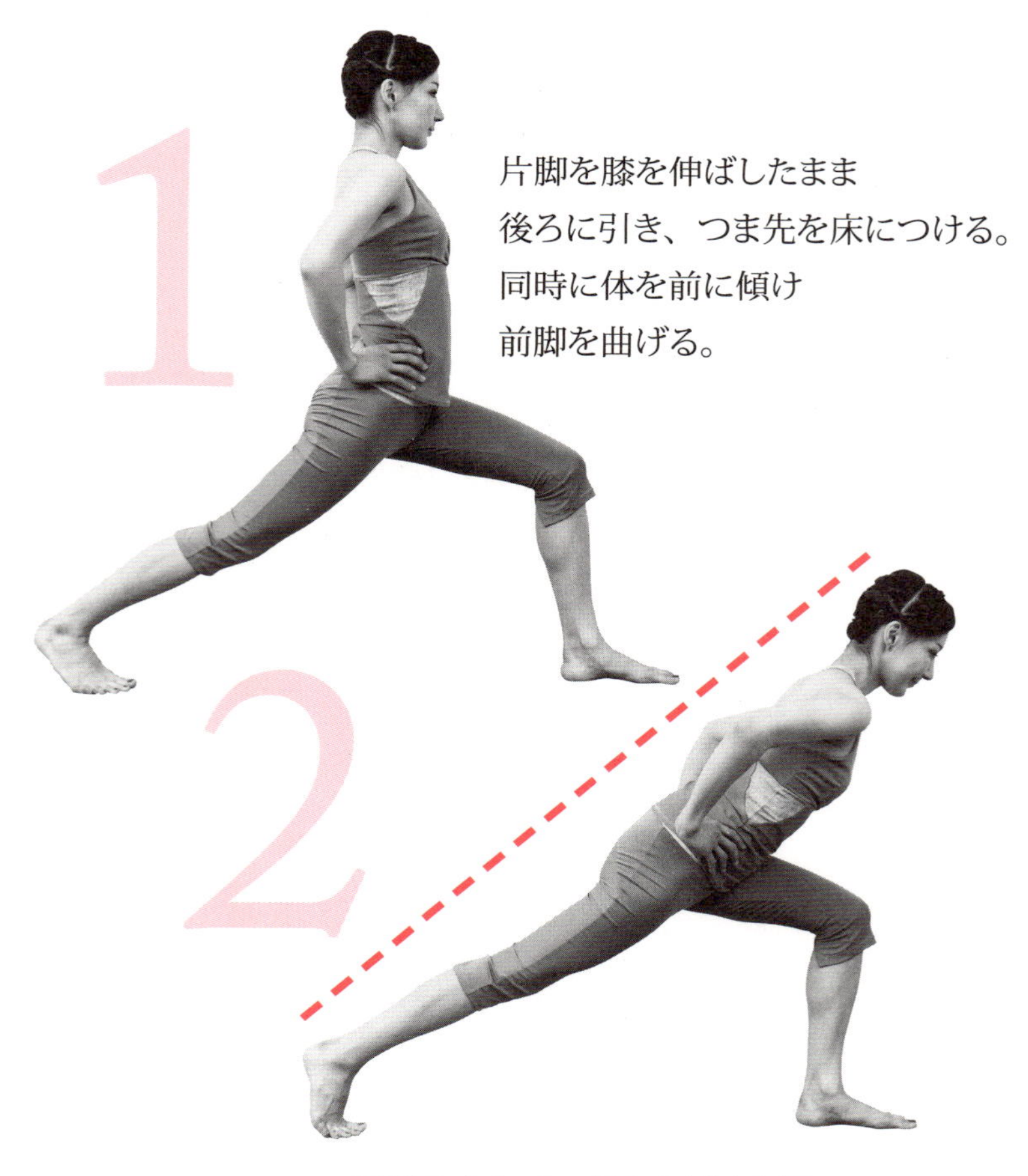

1

片脚を膝を伸ばしたまま
後ろに引き、つま先を床につける。
同時に体を前に傾け
前脚を曲げる。

2

両手を合わせて前から遠くを通って、
肘が曲がらないところまで上に上げる。

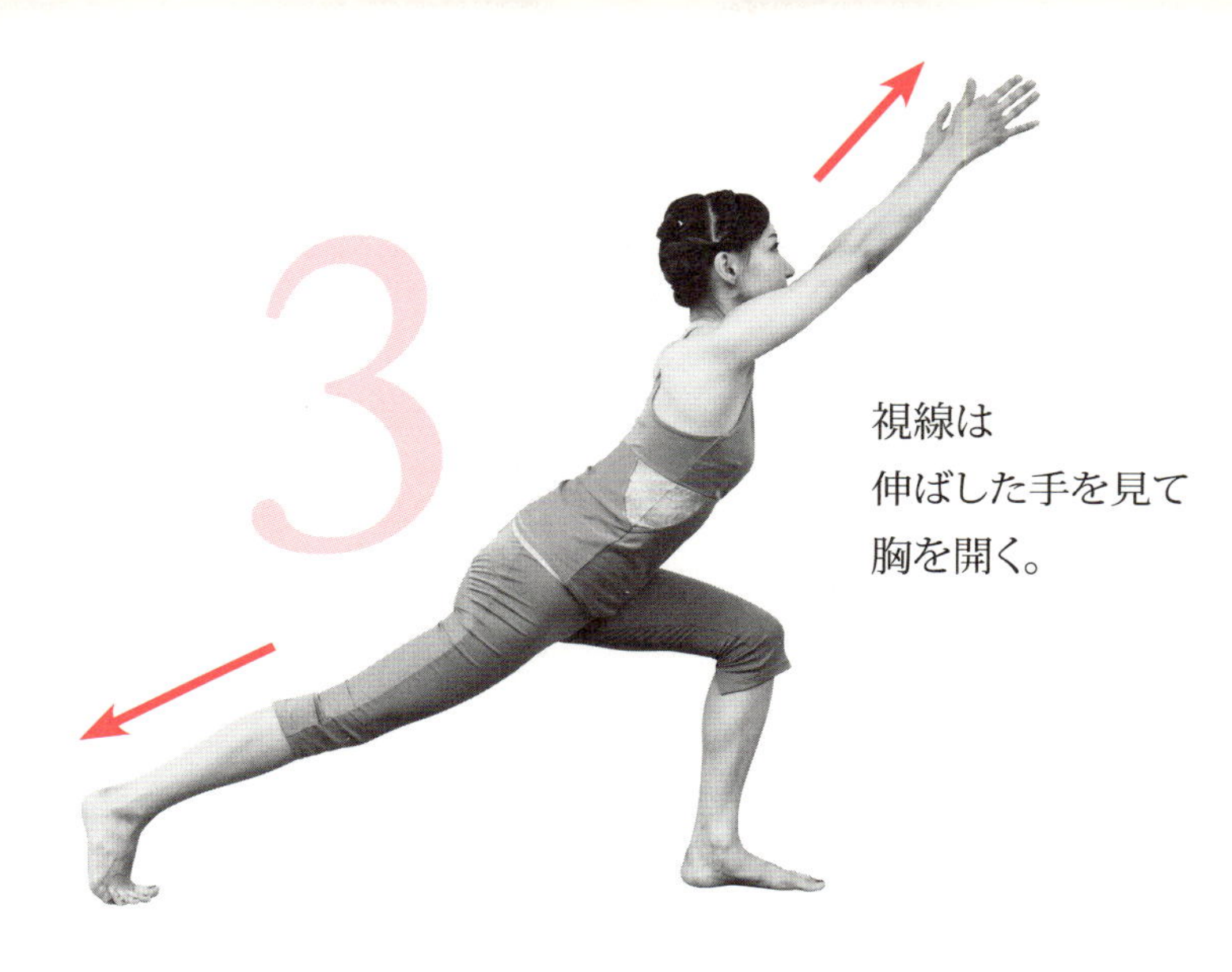

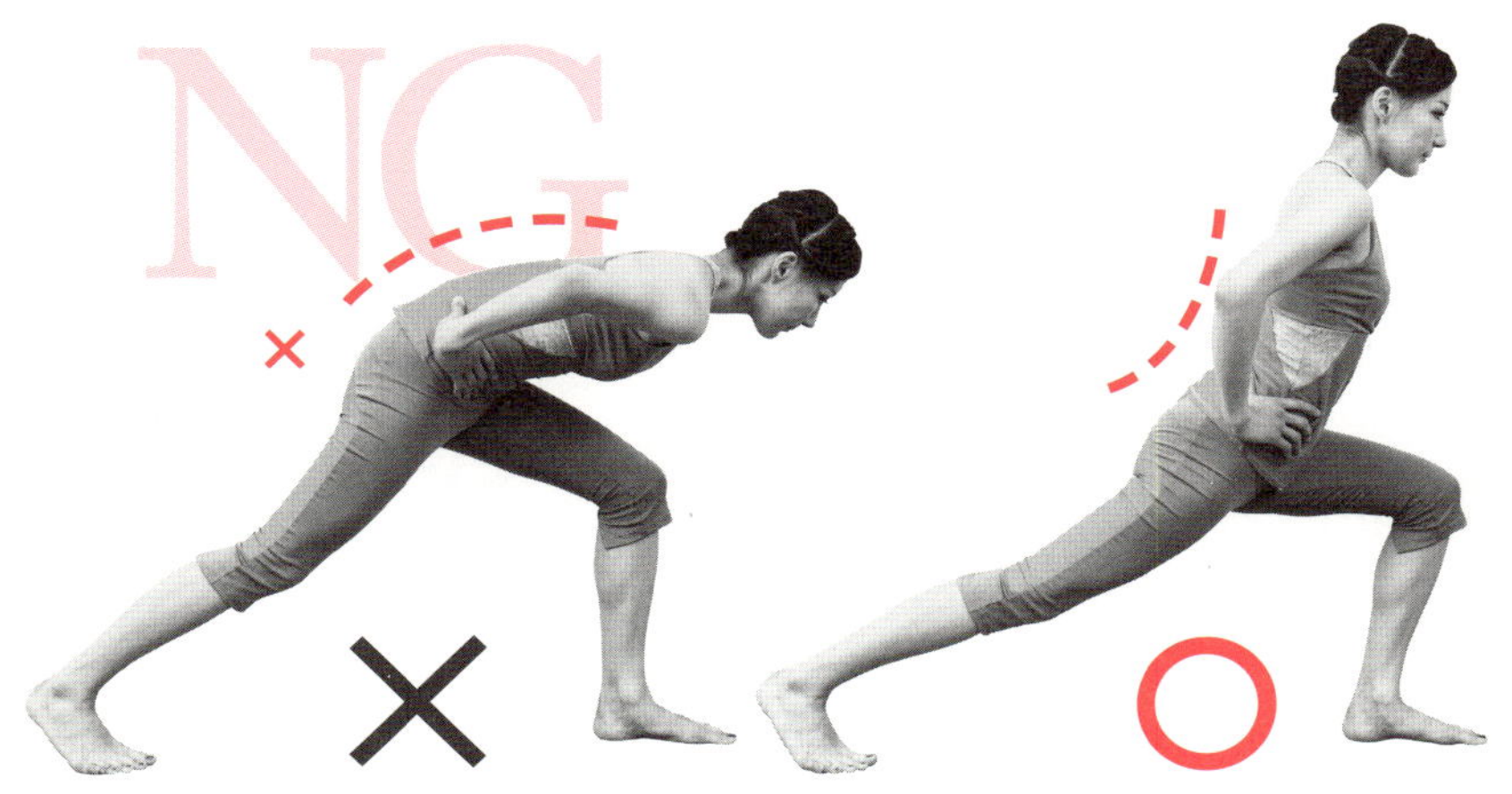

ここに注意！

腰が丸くなるとお尻に効かないため、
自然な腰の反りを意識しましょう。

きれいなお尻をつくる ②

ウトゥカターサナ

〔椅子のポーズ〕

空気椅子トレーニングのようなポーズです。太ももがキツイように感じますが、ここではお尻が目的ですので、お尻に効かせるように行います。体を前に倒し、支えるための背筋と殿部に刺激を与えます。重心が後ろにあると太ももに、前に移動させると殿部に効きます。腕を上げますが、肩が詰まるような場合は、高くは上げずに行います。鼠径部を引いて股関節を深く曲げることで、骨盤が起きて、お尻がきれいになります。

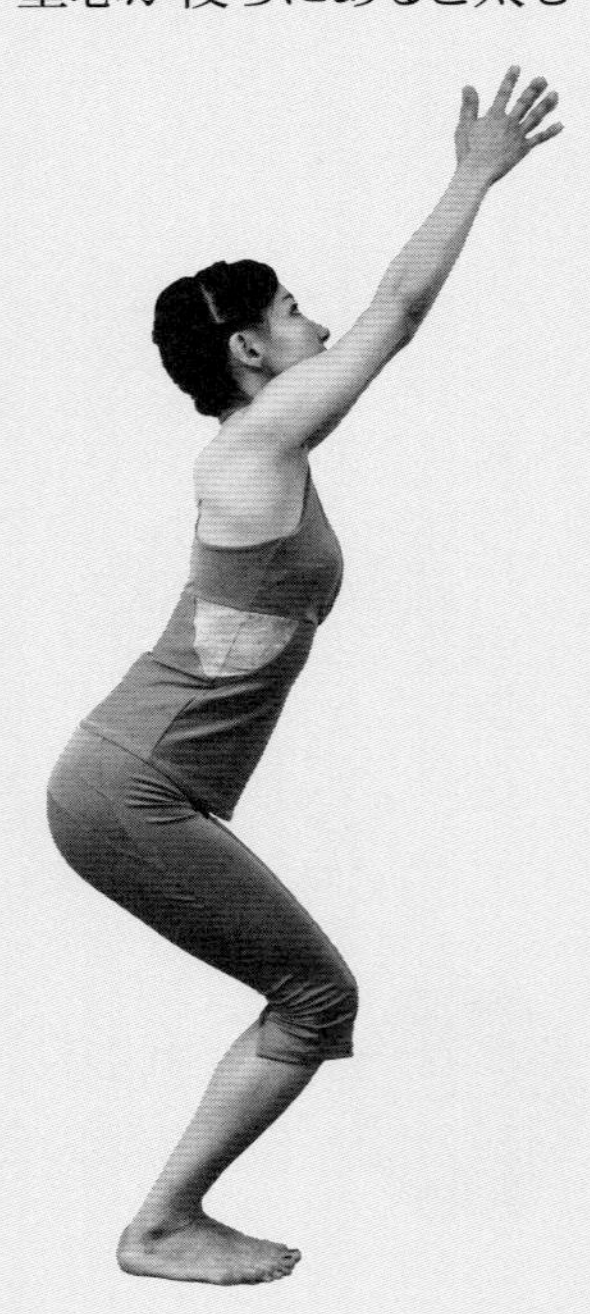

How to

〔椅子のポーズ〕

1

開始姿勢：
ターダーサナ〔山のポーズ〕

鼠径部を意識して引き込み、
膝を曲げる。

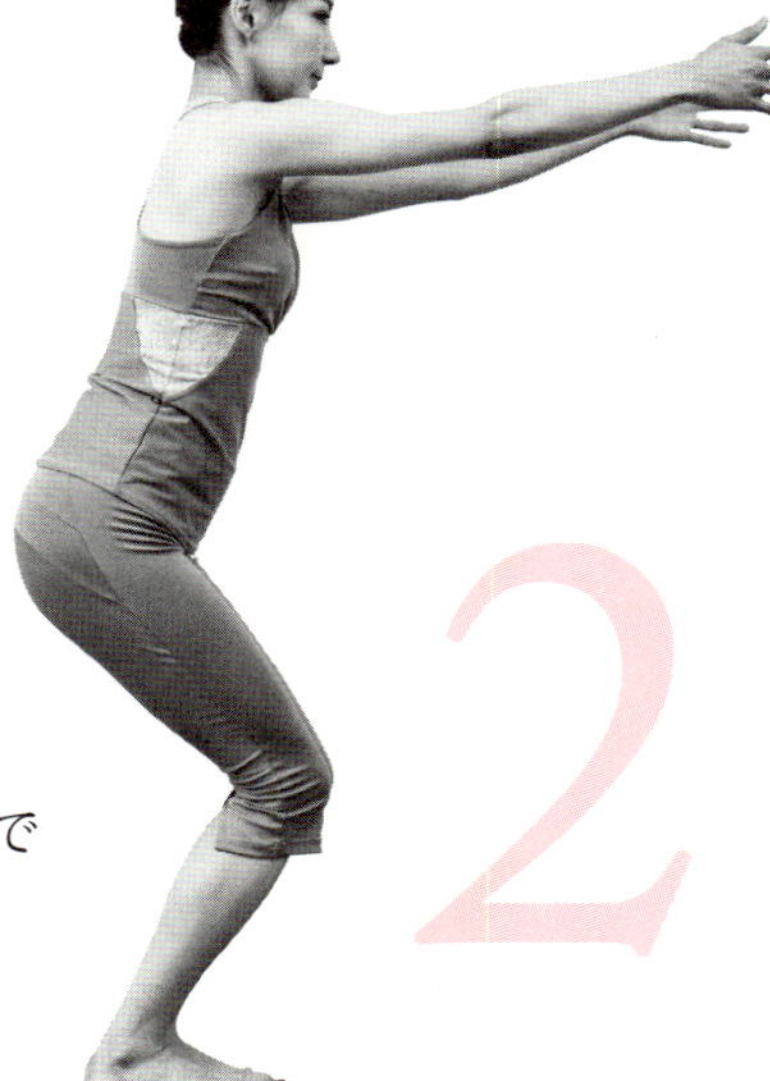

2

両手を向き合わせて
前から遠くを通って
肘が曲がらないところまで
上に上げる。

3

視線は
伸ばした手を見て、
胸を開く。

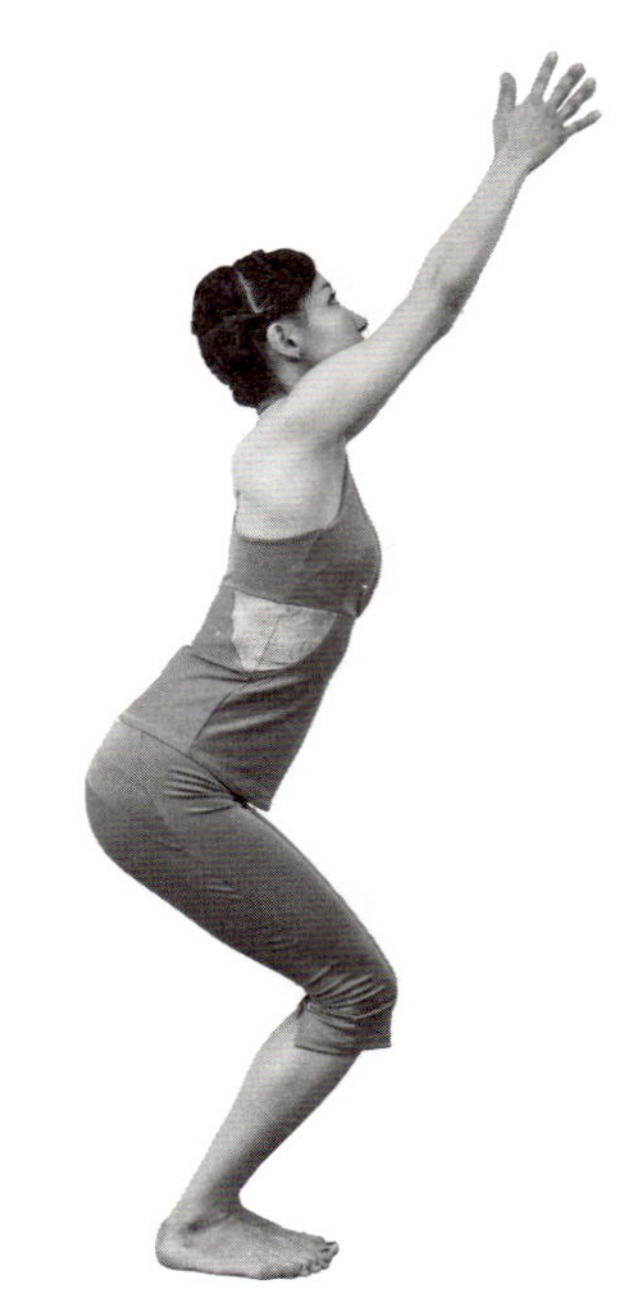

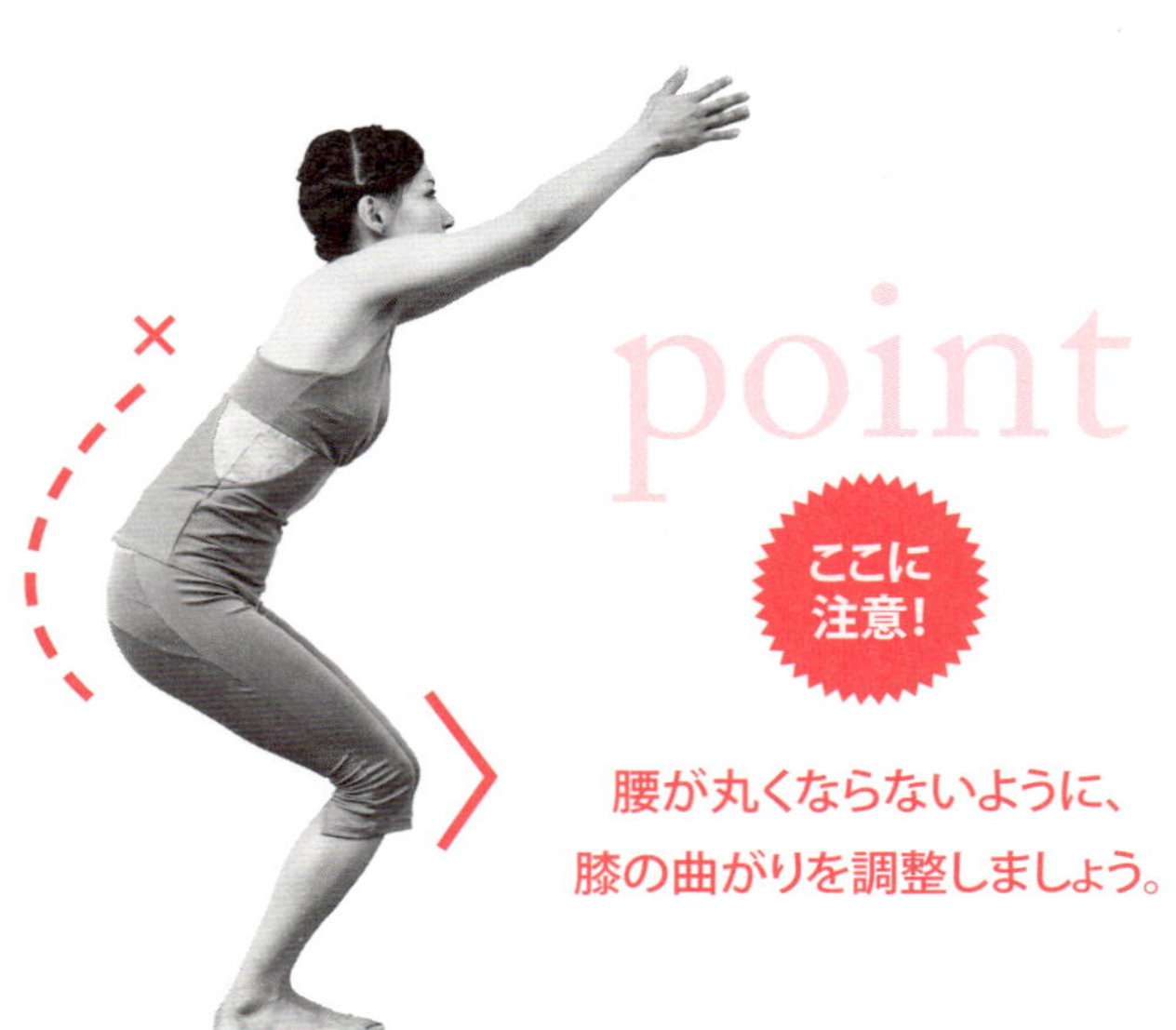

point

ここに
注意！

腰が丸くならないように、
膝の曲がりを調整しましょう。

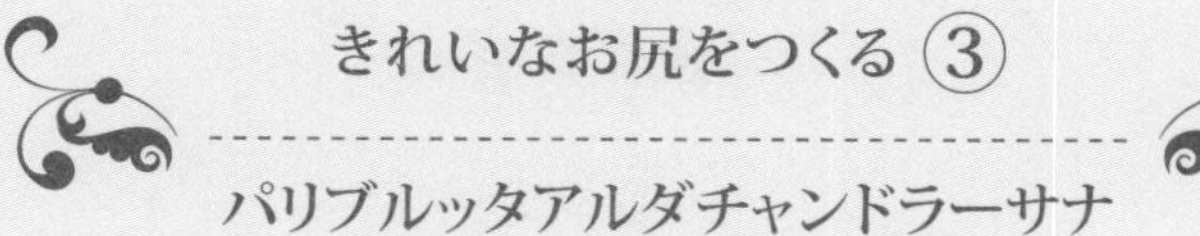

きれいなお尻をつくる ③

パリブルッタアルダチャンドラーサナ

〔 ひねった半月のポーズ 〕

バランス姿勢にひねりを加えたポーズです。半月のように体を傾けてアーサナをとります。上げている足も、軸足もどちらもお尻の筋肉を使います。膝は伸ばしすぎず軽く曲げた状態にします。バランスをとることを楽しみながら行ってみてください。不安定な場合は、何かにつかまりながら行いましょう。

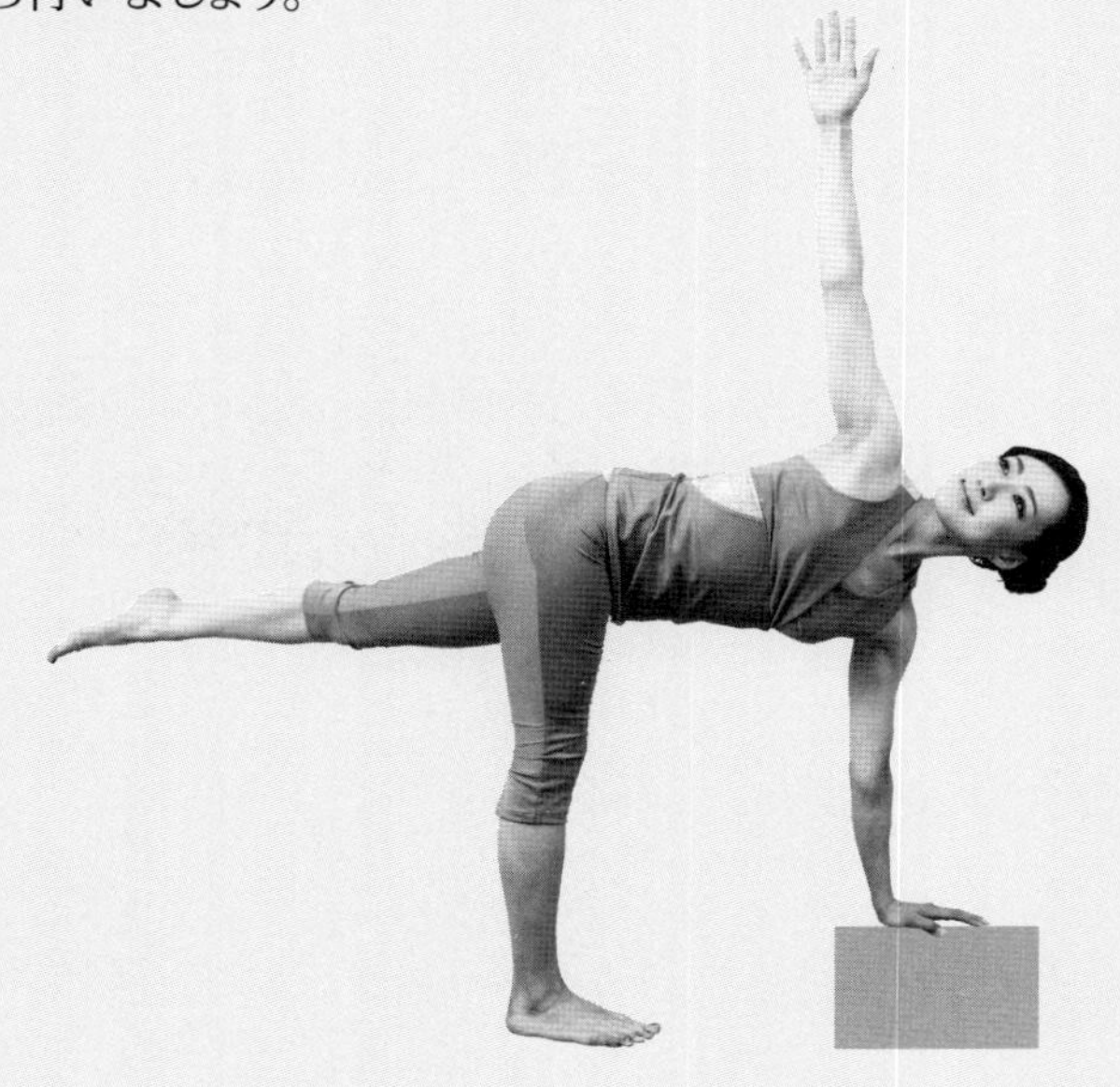

How to

〔ひねった半月のポーズ〕

開始姿勢：ターダーサナ〔山のポーズ〕

1

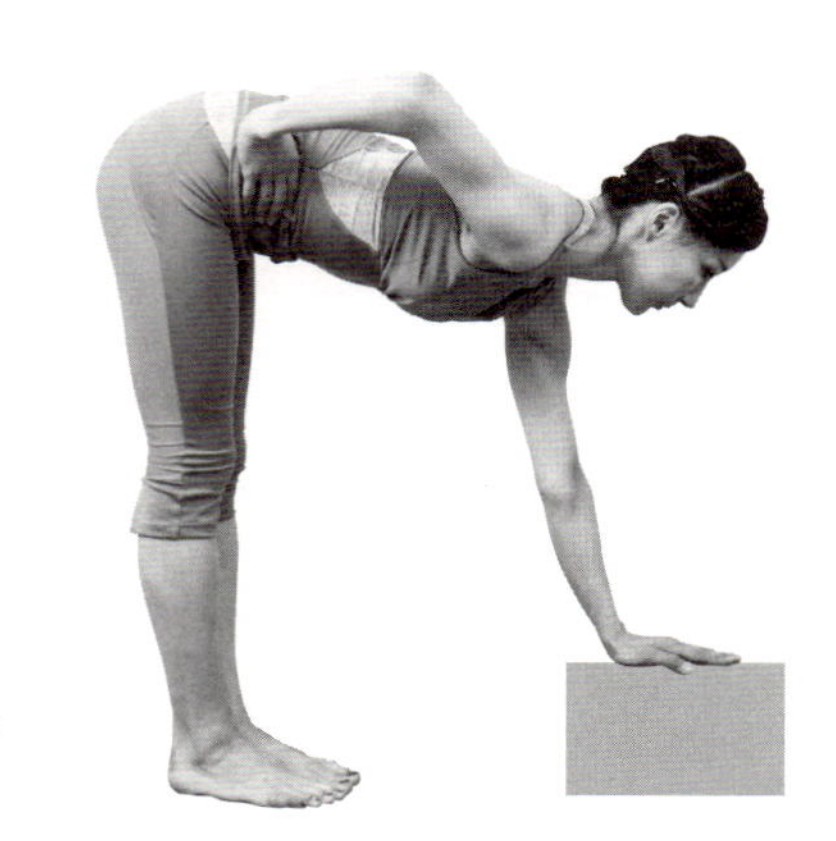

体を前に倒して
ブロックに手をつく。

2

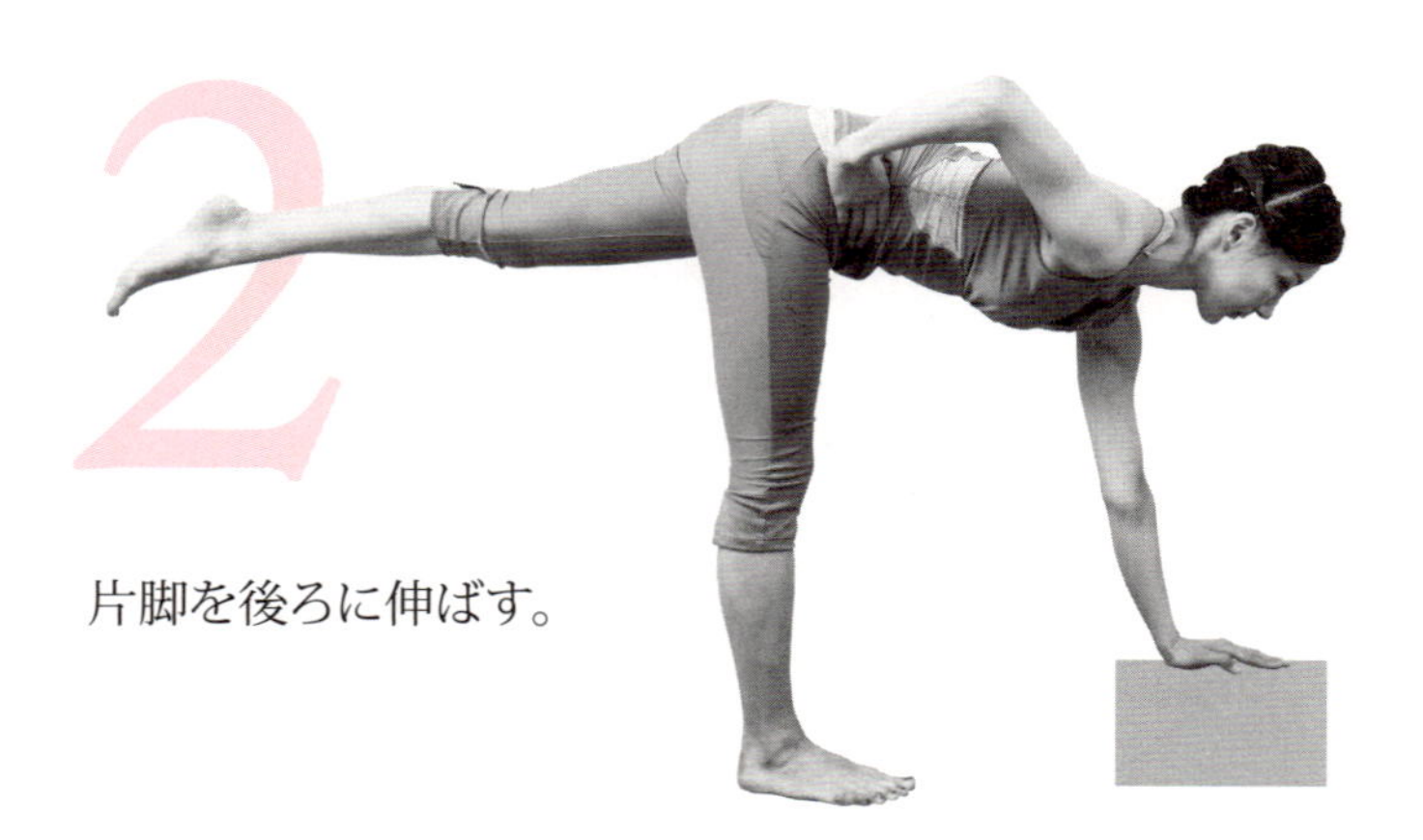

片脚を後ろに伸ばす。

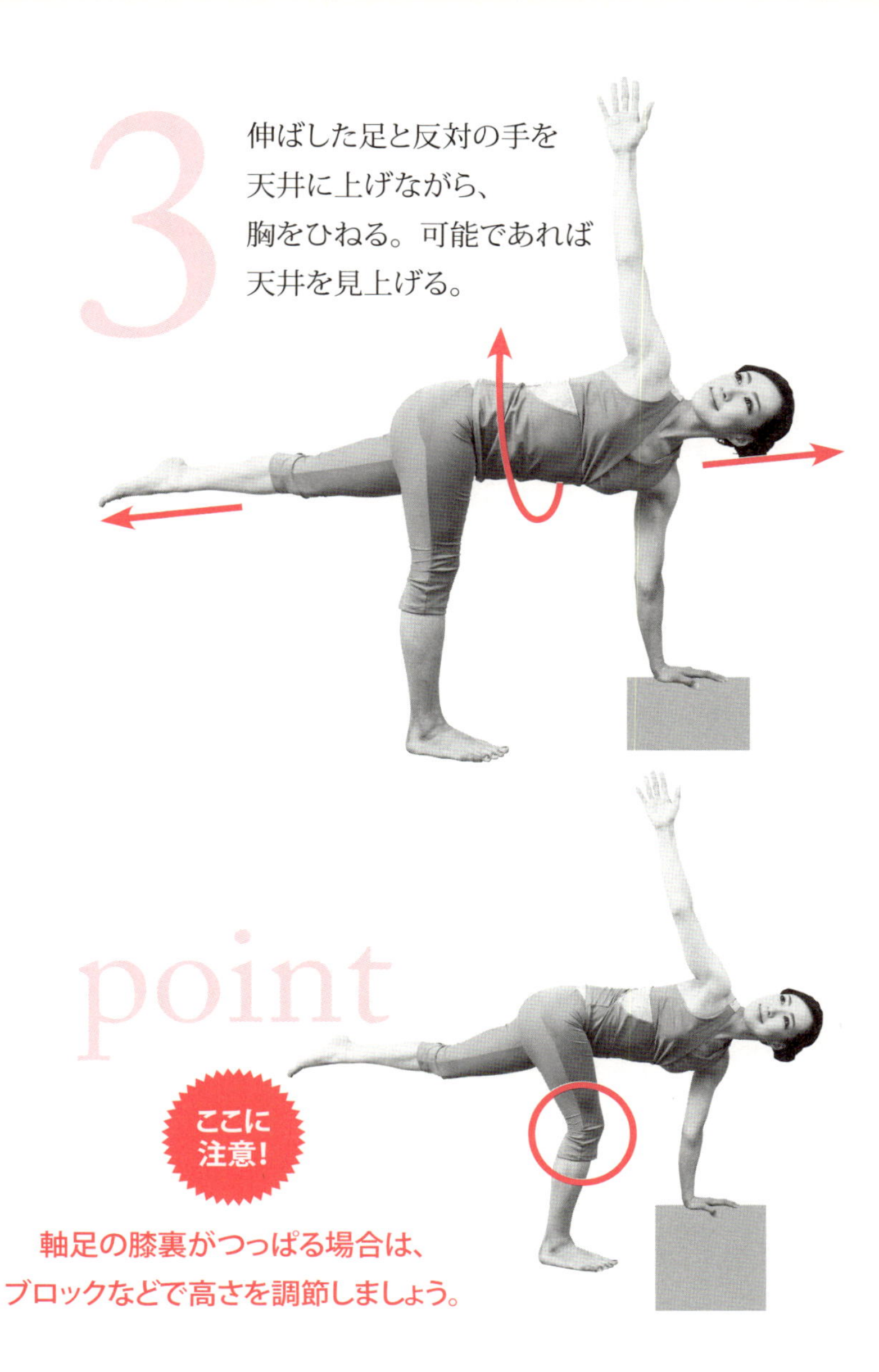

3

伸ばした足と反対の手を
天井に上げながら、
胸をひねる。可能であれば
天井を見上げる。

point

軸足の膝裏がつっぱる場合は、
ブロックなどで高さを調節しましょう。

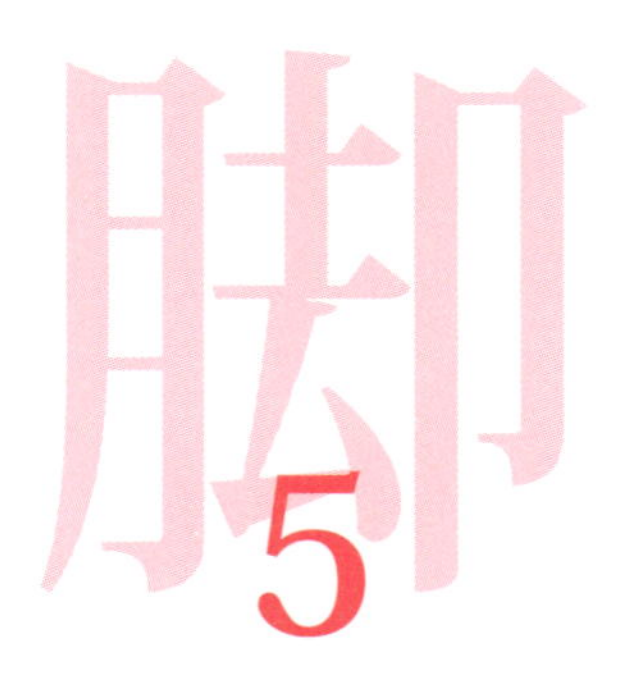

脚5

美脚をつくる

すらっとした脚は憧れの一つ。
脚というとO脚やX脚など膝関節に注意がいきますが、
実は股関節が重要なポイント。
膝は足関節と股関節の間にある関節であるため、
この上下の関節の状態が大きく膝に影響します。
特に歩く時には股関節をしっかりと開いて
脚を体よりも後ろに送るようにすると、きれいに脚が伸びます。
股関節を正しく使うアーサナで
理想的な脚のラインを手にしましょう。

美脚をつくる ①

ターダーサナ

〔山のポーズ〕

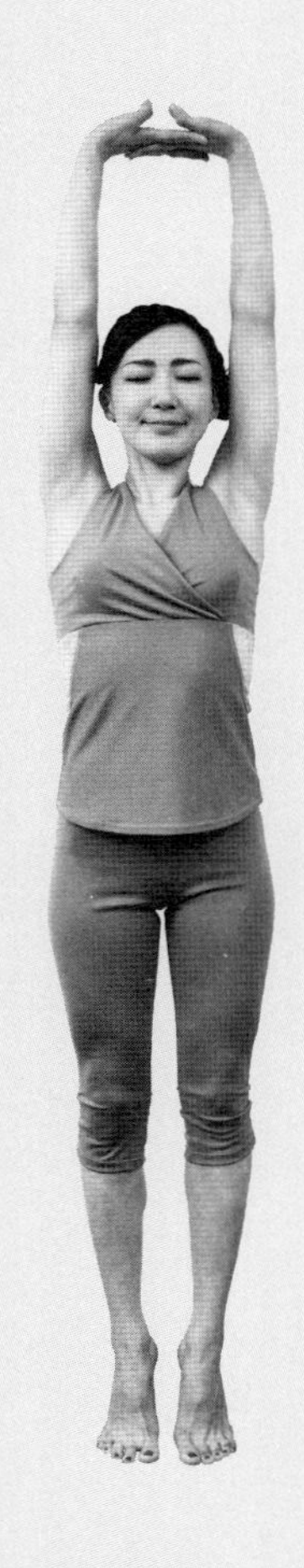

本来まっすぐ立つポーズですが、ここではつま先立ちで行うバランスの必要なバリエーションを行います。バランスをとる時には、内ももを使って脚を中心に寄せることが大切です。体のセンターをつくるつもりで行ってみましょう。体を引き上げますので、足だけでなく、お腹も引き上がり背筋が伸びます。閉眼で行いますが、目を閉じるのが不安な方は、薄目で行いましょう。

How to

〔山のポーズ〕

開始姿勢：ターダーサナ〔山のポーズ〕

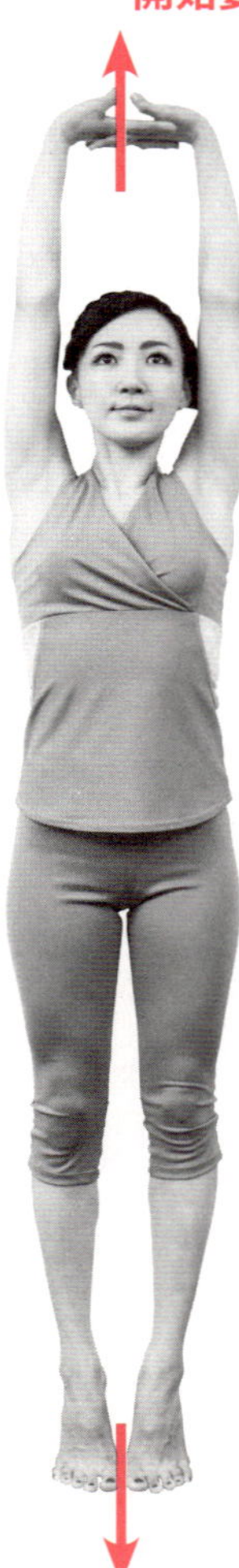

1

両手を組んで
裏返しながら
頭上に上げる。

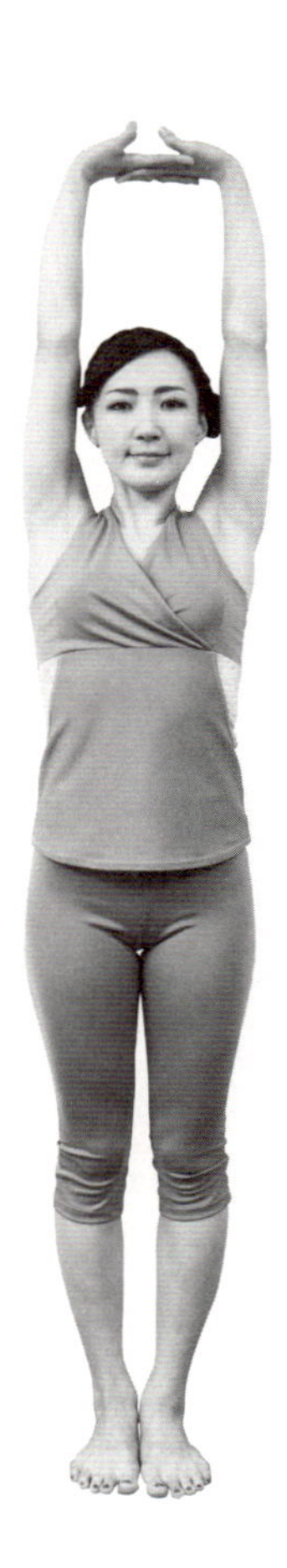

2

つま先立ちになる。

3

目を閉じる。
バランスをとる時は
脚を中心に寄せるように
意識しましょう。

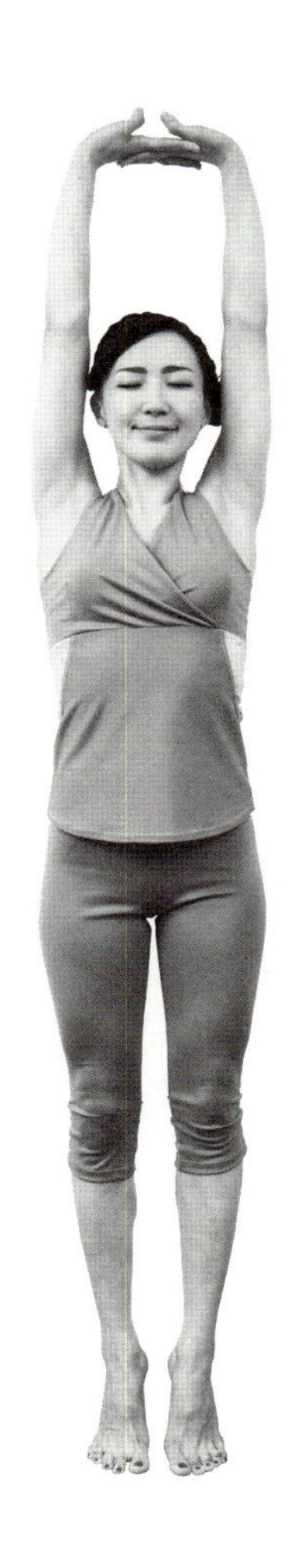

point

ここに
注意！

目を閉じると体は揺れてきます。
揺れの特徴から
自分の体の癖を感じましょう。
転倒に注意しましょう。

美脚をつくる②

サンチャラーサナ

〔騎手のポーズ〕

下半身を下げて脚を強く伸ばすポーズです。後ろ足はつま先立ちで、足裏が床と垂直になるように踵をしっかりと引き上げて、膝も強く伸ばします。脚は前後に開いていますが、バランスをとるために、内ももに意識を向けて、脚を中心に引き寄せるつもりで行いましょう。目線を上げますが、バランスが不安定な場合は前を向いたままで行いましょう。前脚のお尻にもお腹にも効く、効果的なポーズです。

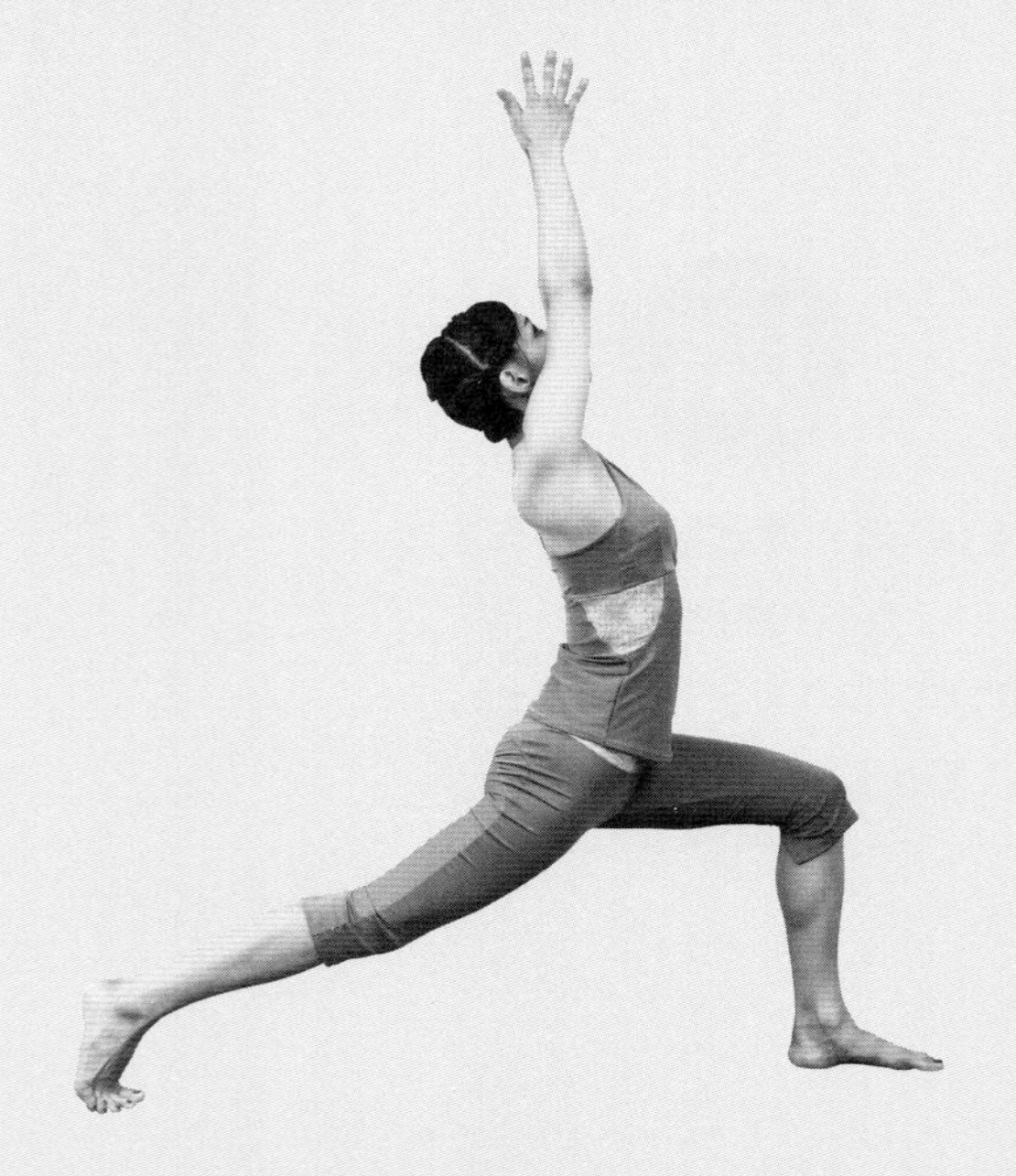

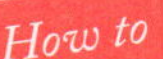

〔騎手のポーズ〕

開始姿勢：
ターダーサナ〔山のポーズ〕

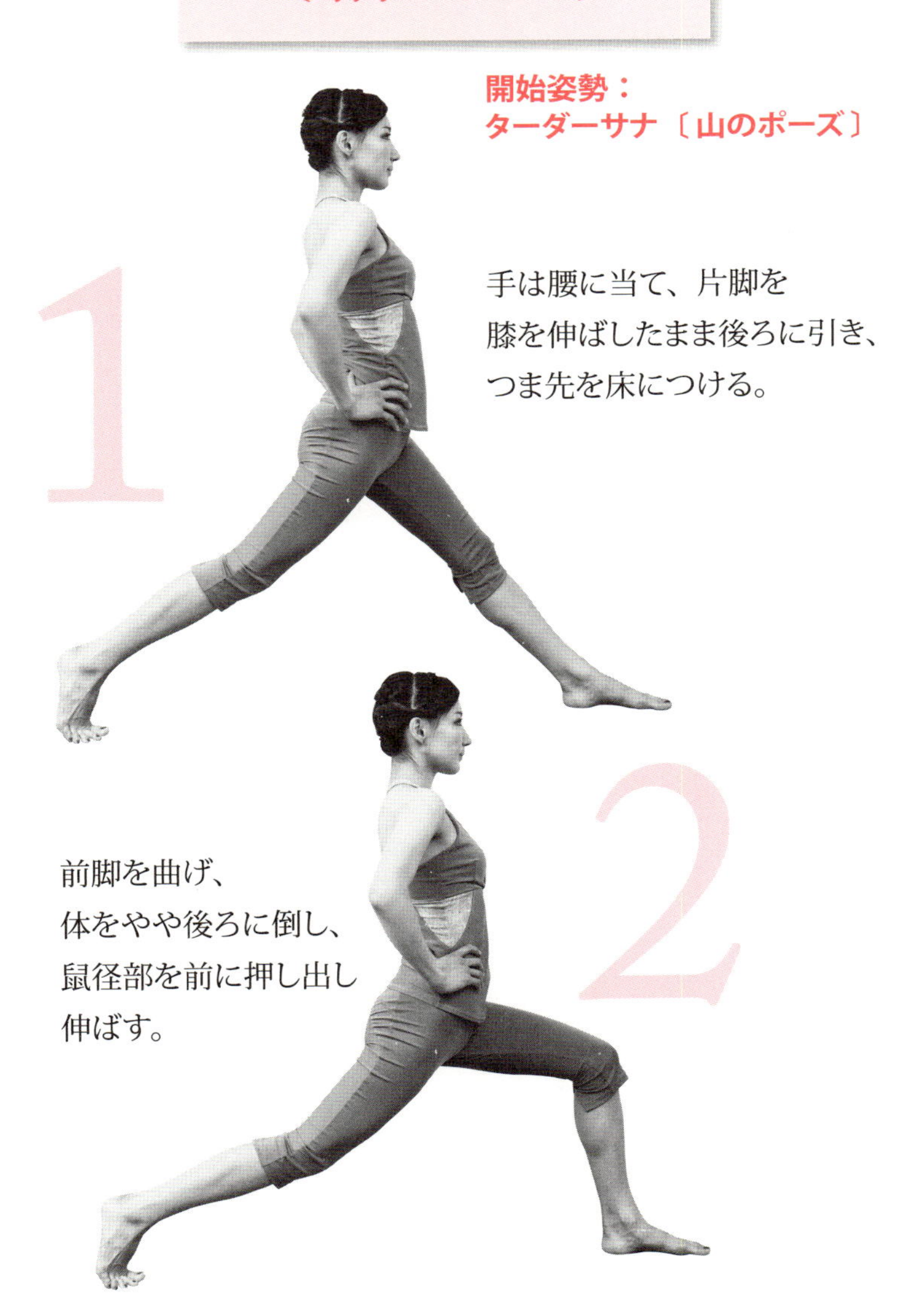

1

手は腰に当て、片脚を
膝を伸ばしたまま後ろに引き、
つま先を床につける。

2

前脚を曲げ、
体をやや後ろに倒し、
鼠径部を前に押し出し
伸ばす。

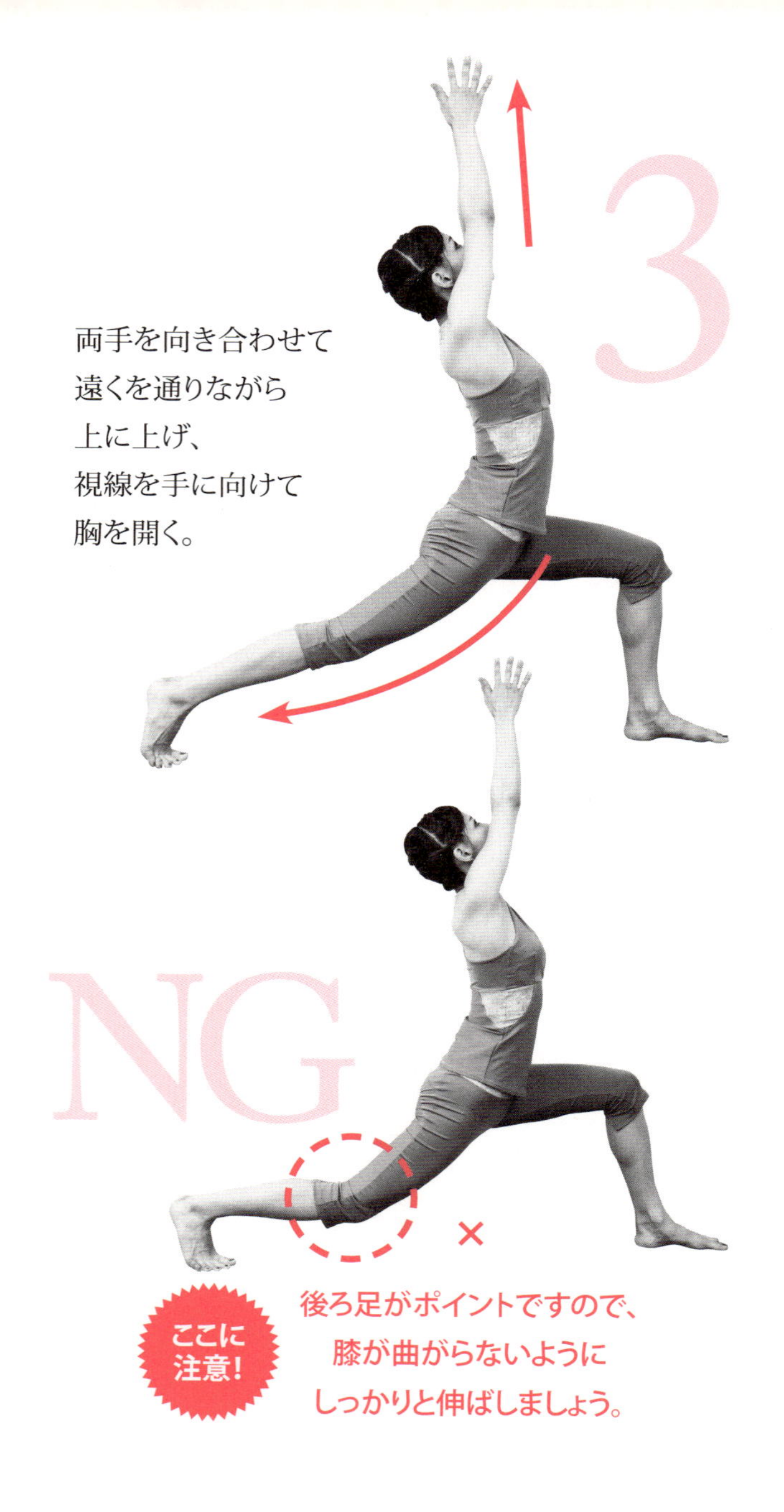

3

両手を向き合わせて
遠くを通りながら
上に上げ、
視線を手に向けて
胸を開く。

NG

ここに注意！

後ろ足がポイントですので、
膝が曲がらないように
しっかりと伸ばしましょう。

美脚をつくる ③

ガルーダーサナ

〔 鷲のポーズ 〕

鷲をイメージした手足を絡めるような複雑なポーズです。脚の筋肉がある程度細く、股関節が柔らかくないと脚を組むことが難しい場合もあります。その場合は内ももに焦点を当てて、脚が開かないようにしていることでトレーニングになります。手も足も、体の中心を意識することが重要です。また、ほかのポーズと同様、常に体の伸びを意識します。首は長く、体を伸ばすことで姿勢が正中化され、きれいになります。

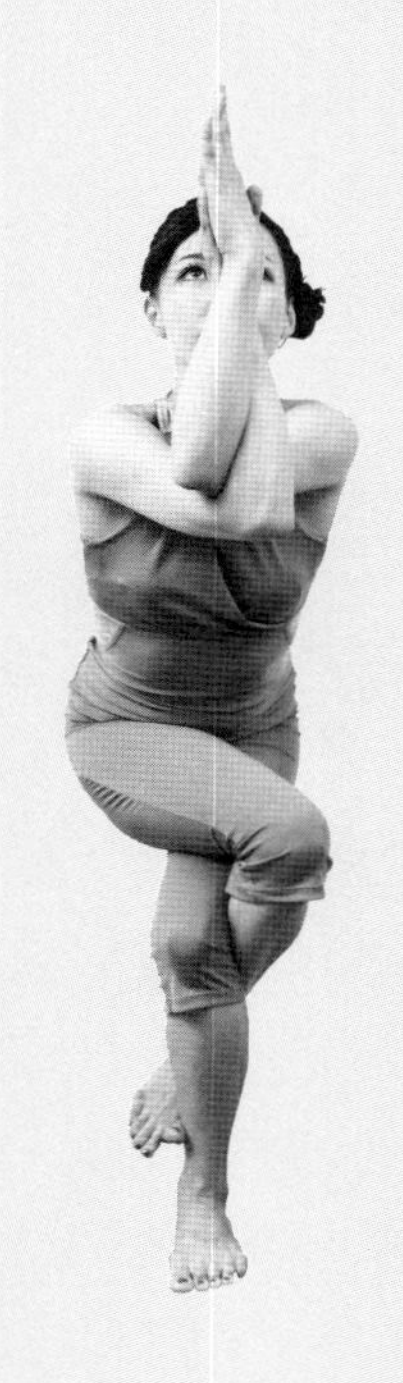

〔 鷲のポーズ 〕

開始姿勢：ターダーサナ〔山のポーズ〕

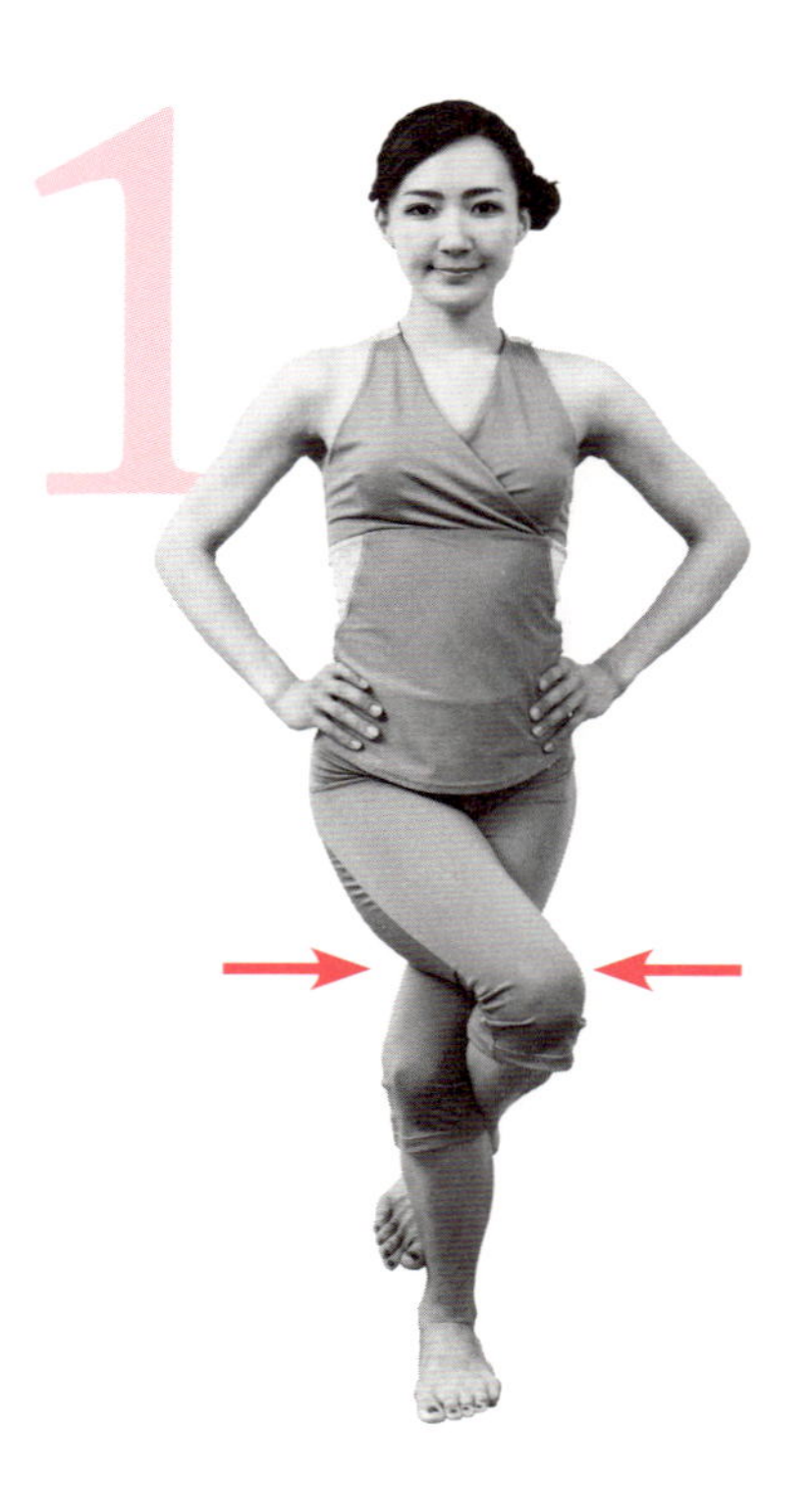

1

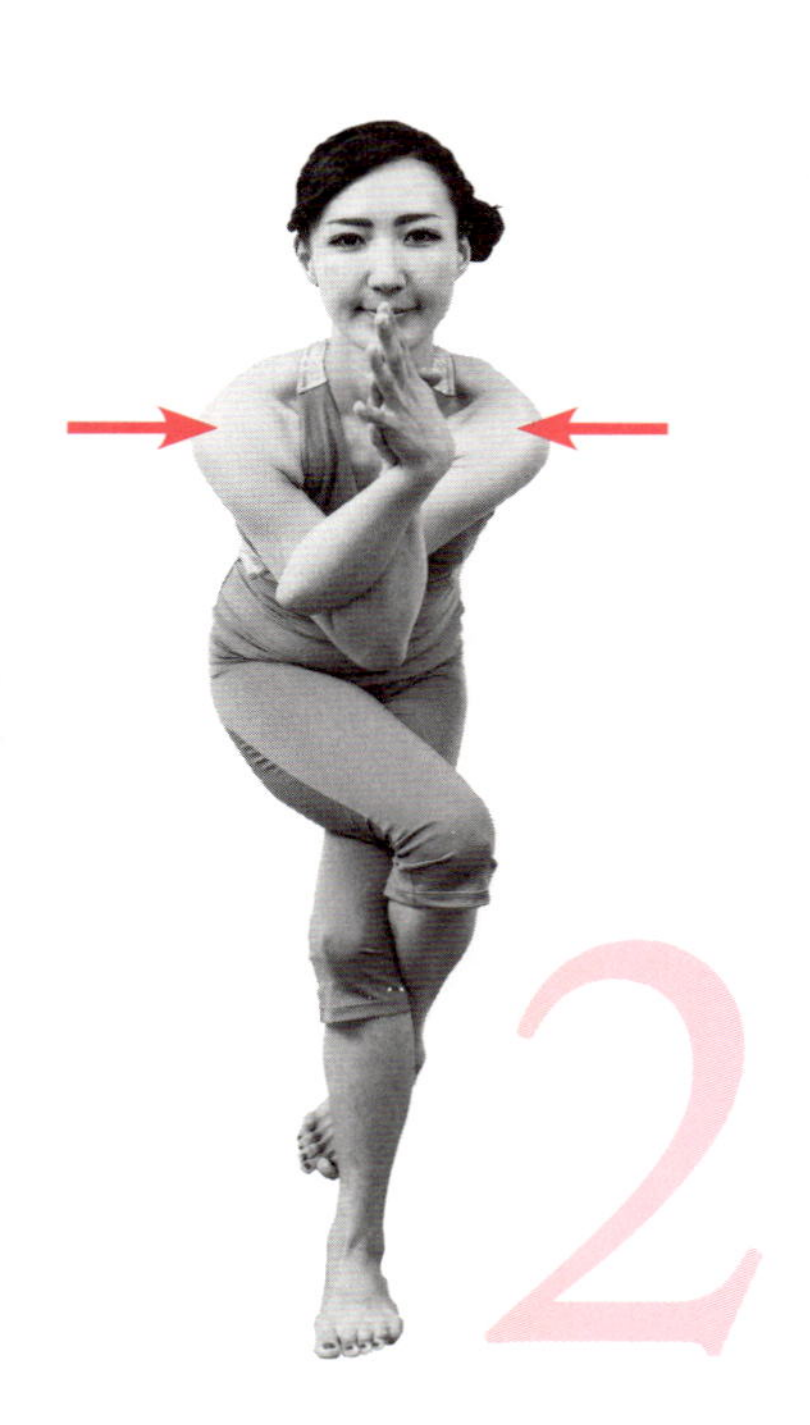

2

手を前に伸ばして
体の前で交差して
肘を曲げて
手のひら同士を合わせる。

内ももを意識して
脚を組み、
一方の足の甲を
もう一方に引っ掛ける。

3

肘を顔の前の高さに
上げて、上を見る。

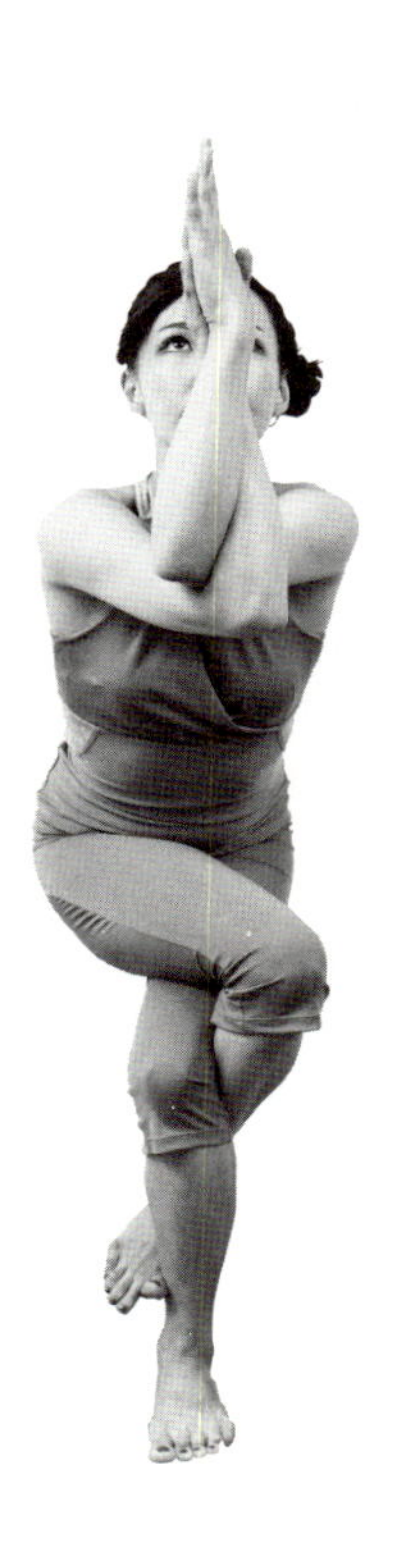

point

ここに注意！

転ばないように
注意しましょう。

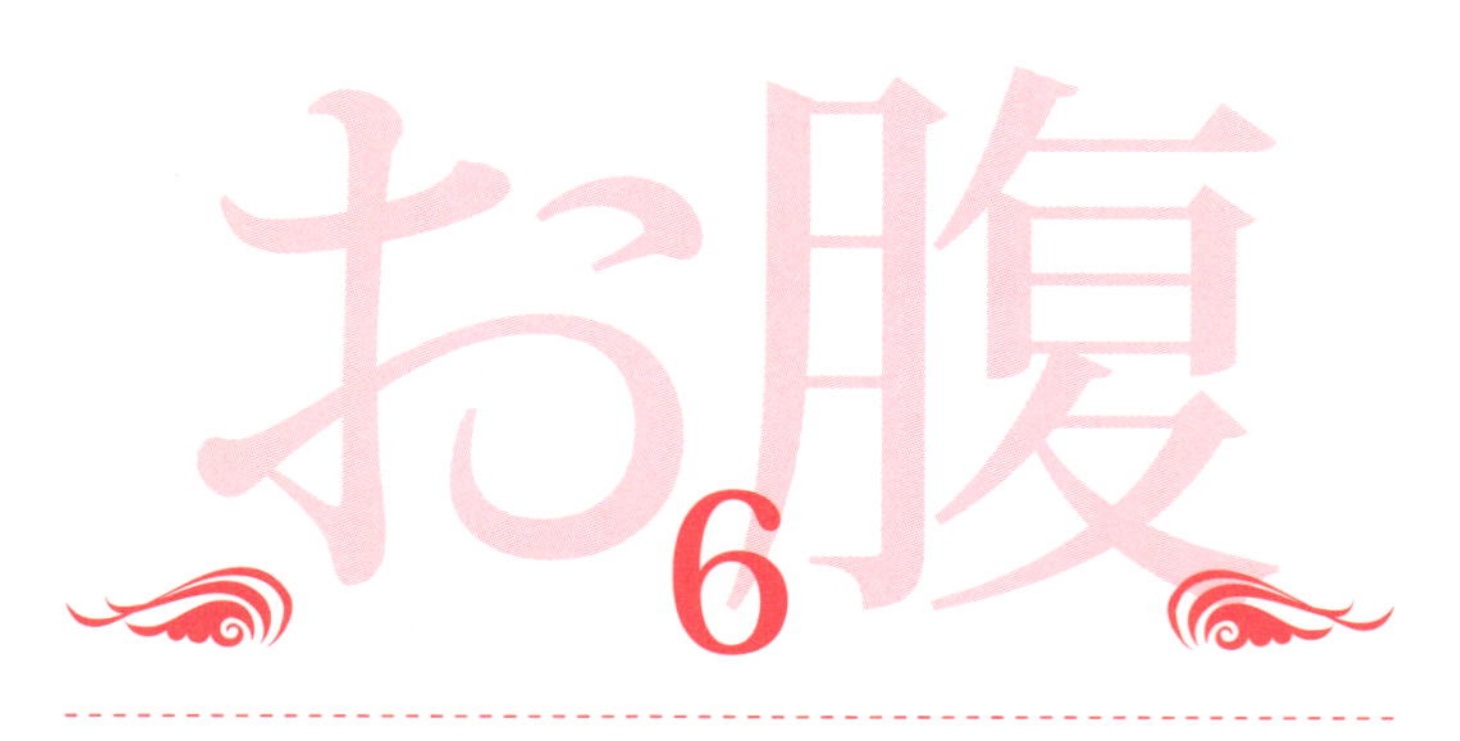

お腹を引き締める

引き締まったお腹は、後ろから見てもわかります。
引き上がったウエストは、引き締まったお腹がつくります。
基本は体を上方に引き上げる感覚です。
体が重力に負けると、脂肪量の大小に関わらず
お腹は垂れてきます。
バレリーナのような引き上がった姿勢をイメージして、
重力に負けない姿勢をつくりましょう。
ここで重要なことは、
お腹だけに意識を持っていくのではなく、
頭頂から体を引き上げることです。

お腹を引き締める ①

スプタヴィラーサナ

〔 仰向けの英雄のポーズ 〕

基本的には仰向けのリラックスのポーズです。太ももの前の筋肉を伸ばしながら、上半身を引き上げます。仰向けなのと、腕を頭上に上げることで肋骨が引き上がり、結果としてお腹が引き上がります。筋肉をつけるポーズの合間や、一通り練習した後に、リラックスとして取り入れるのもいいですね。

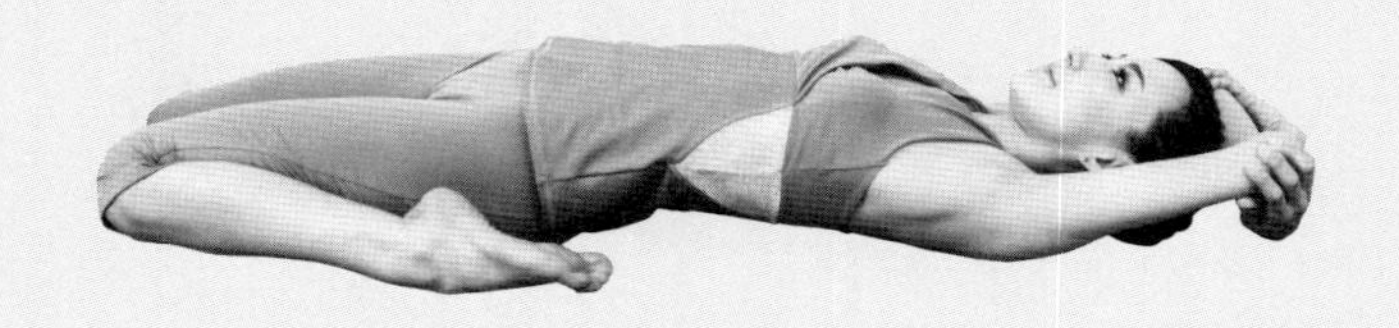

How to

〔 仰向けの英雄のポーズ 〕

開始姿勢：ヴァジュラーサナ〔稲妻のポーズ〕

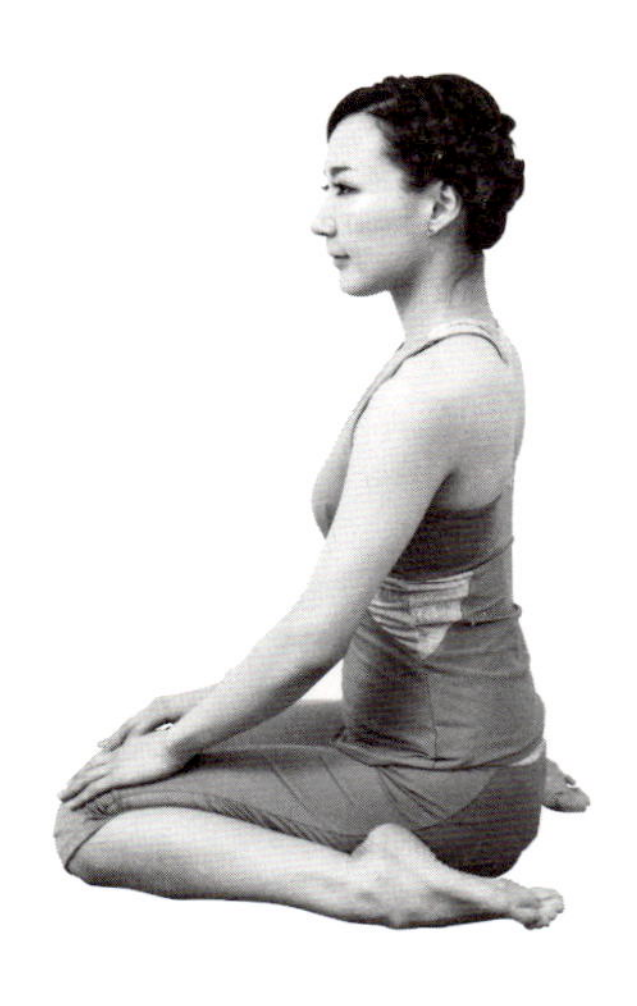

1

足を外に開いて
割座になる。

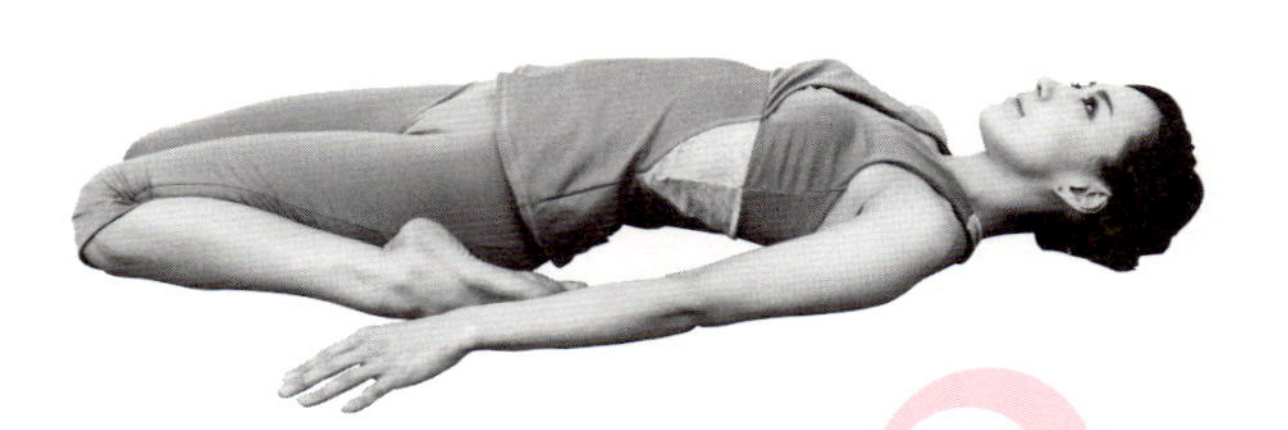

2

手を後ろに歩かせて
仰向けになる。

3

手をバンザイして
肘を曲げて
それぞれの手で持ち、
胸を開く。
お腹の引き上げを感じる。

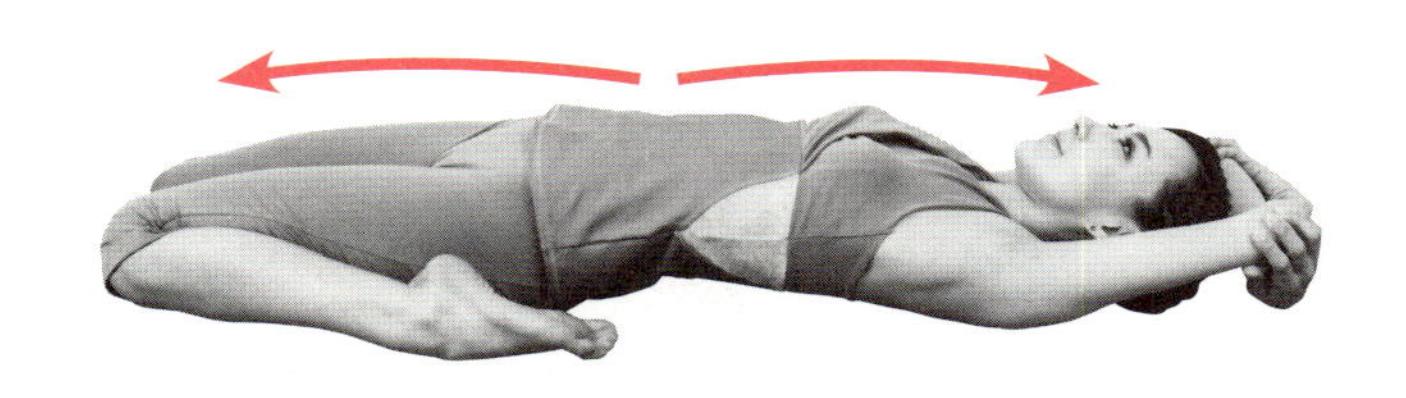

NG

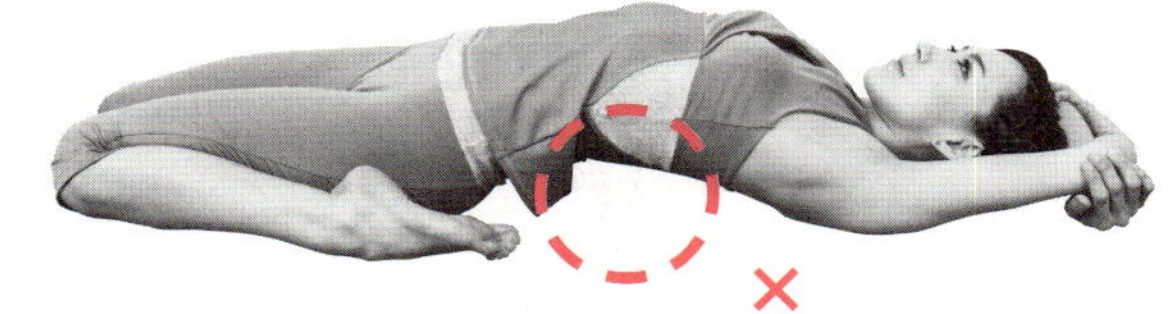

腰が反りすぎないように、
お腹を意識的に引き込んで
軽く締めておきましょう。

お腹を引き締める②

ウシュトラーサナ

〔ラクダのポーズ〕

ラクダのこぶのように体を後ろに反って、こぶをつくるポーズです。比較的難易度の高いポーズですので、ここではお腹を引き締めるために、それほど後ろには反らずに、手を天井に持ち上げる方法で行います。体を反ると腰痛があるという方は、痛みが出ないように注意して行ってください。ポイントは背筋ではなく腹筋になりますので、そこを意識して行うとよいでしょう。

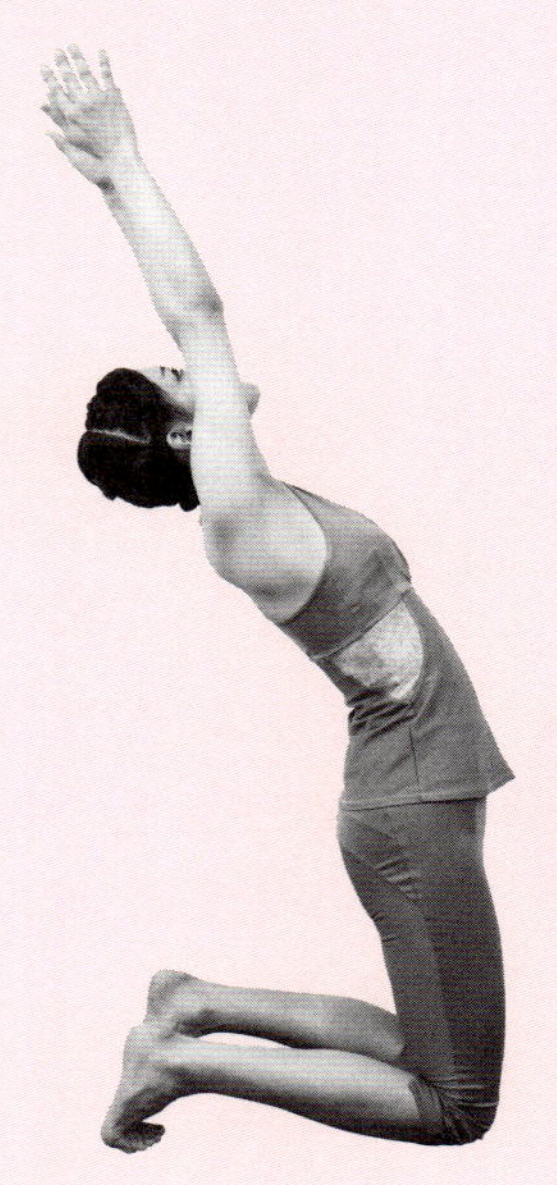

How to

〔ラクダのポーズ〕

開始姿勢：ヴァジュラーサナ〔稲妻のポーズ〕

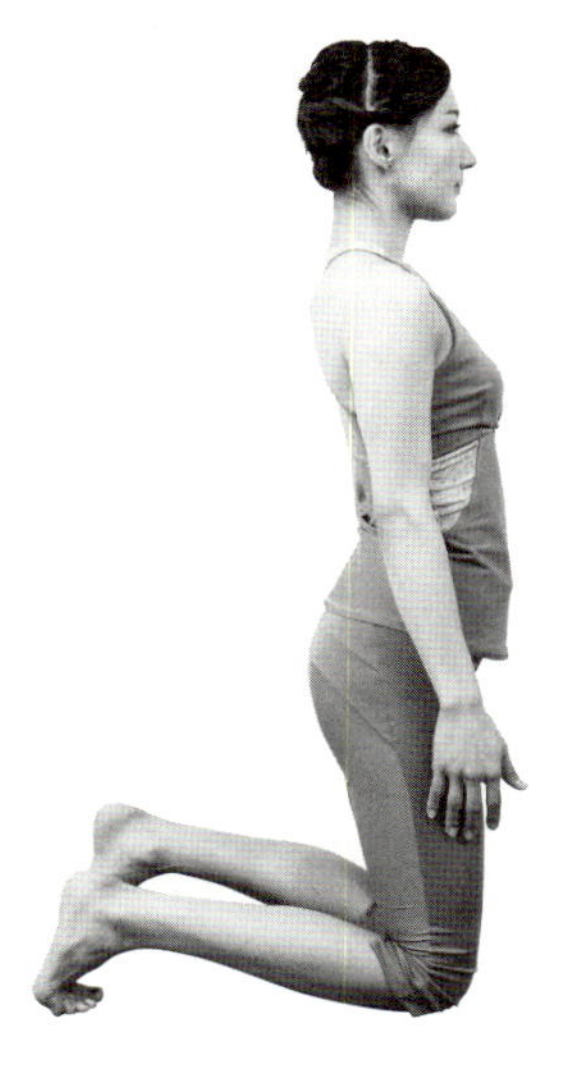

膝立ちになる。

2

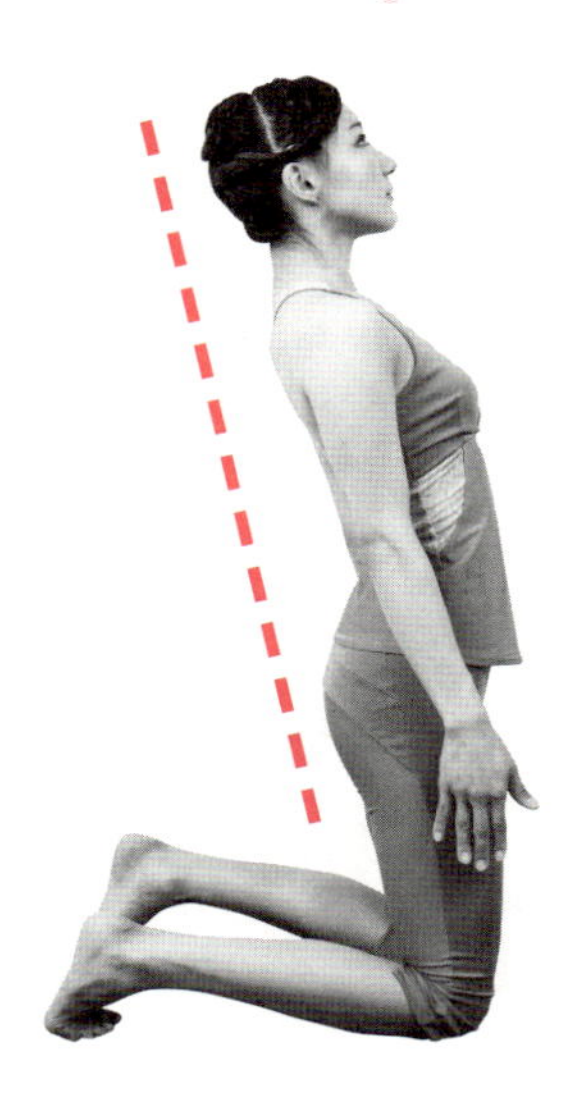

お身体を少し後に傾けて
体の前面の筋肉の働きを
感じる。

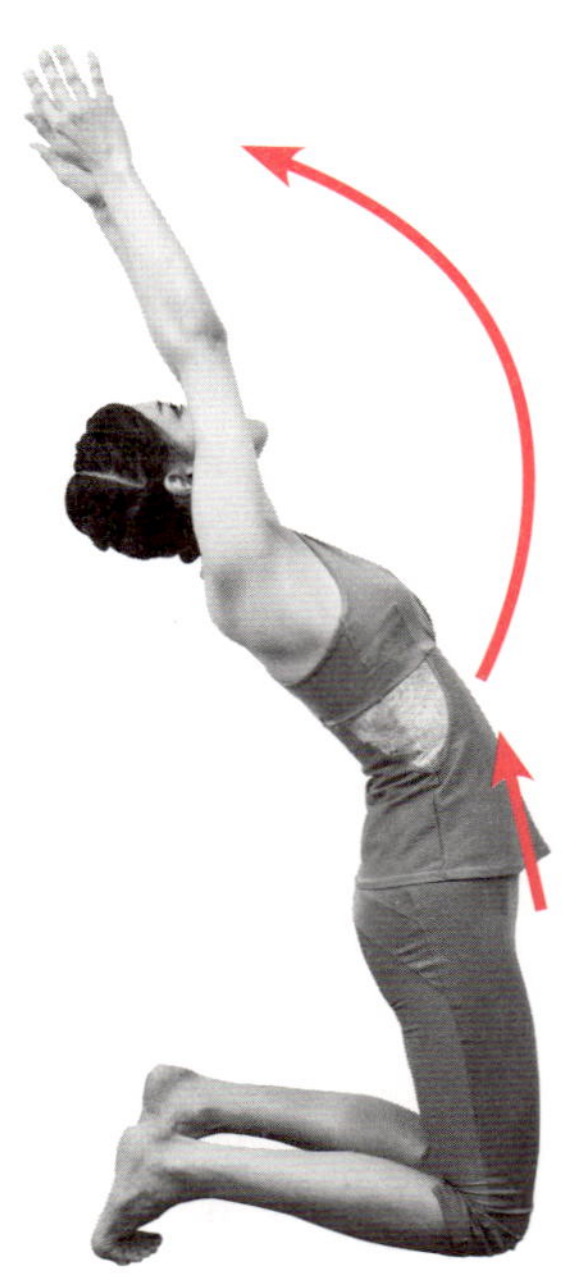

3

両手を天井に持ち上げて
胸を開くと同時に、
お腹の引き上がりを感じる。

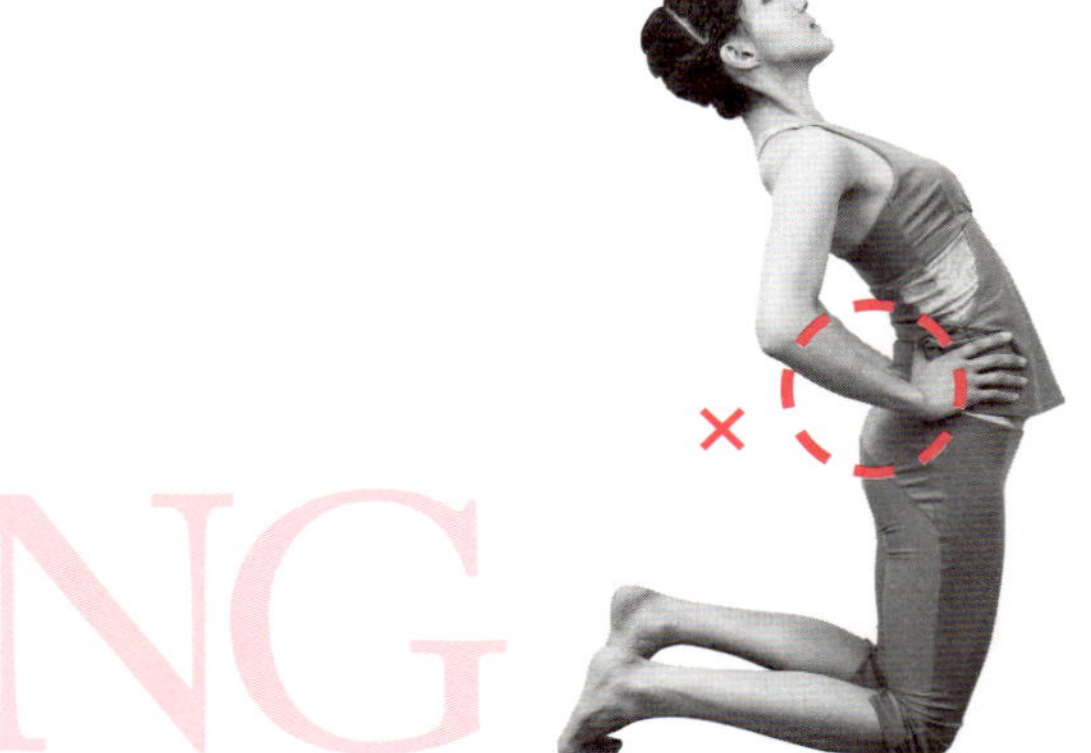

腰が反ったり、お尻が硬くなったりすると
腰に負担がかかるので、体の背面ではなく
前面を伸ばすように意識しましょう。

お腹を引き締める ③

ブリクシャーサナ

〔 木のポーズ 〕

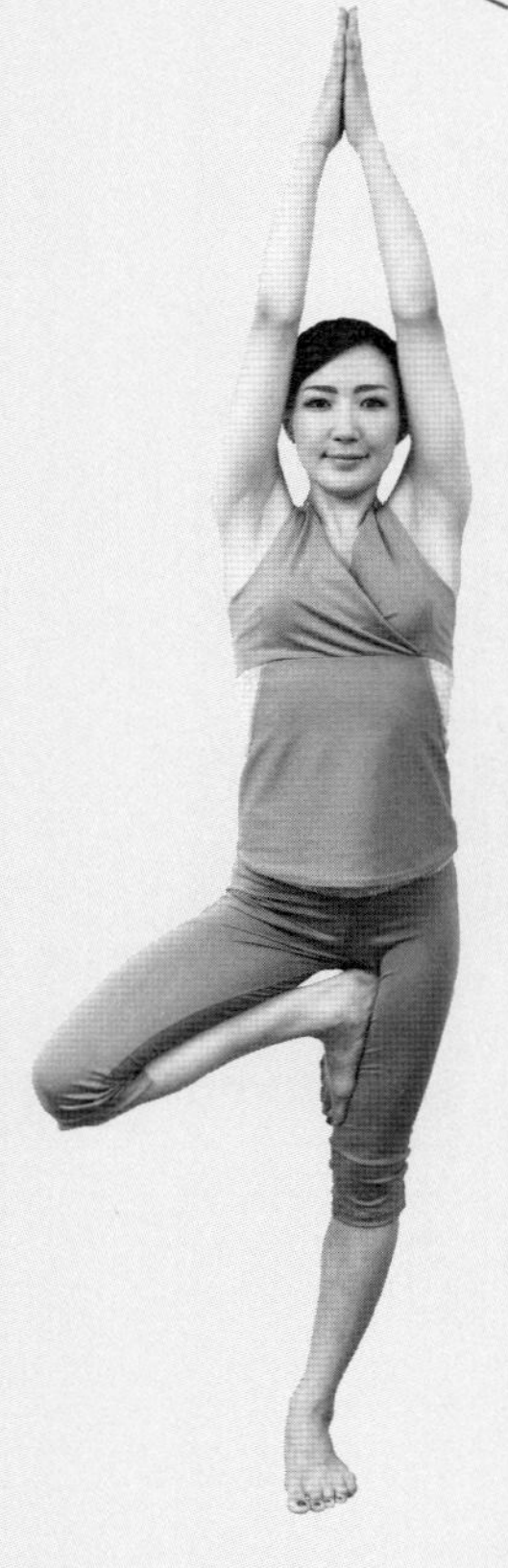

ヨガのポーズの代名詞の木のポーズです。できるだけ大きく伸びた木をイメージして手をめいっぱい天井に持ち上げましょう。このポーズのモデルとなった木は、願い事を叶えてくれる不思議なとっても大きな木だといわれています。自分が大きな木になったように、体を大きく膨らませ、堂々とアーサナをとってみましょう。手がしっかり上に伸びると、お腹も引き上がります。

How to

〔木のポーズ〕

開始姿勢：ターダーサナ〔山のポーズ〕

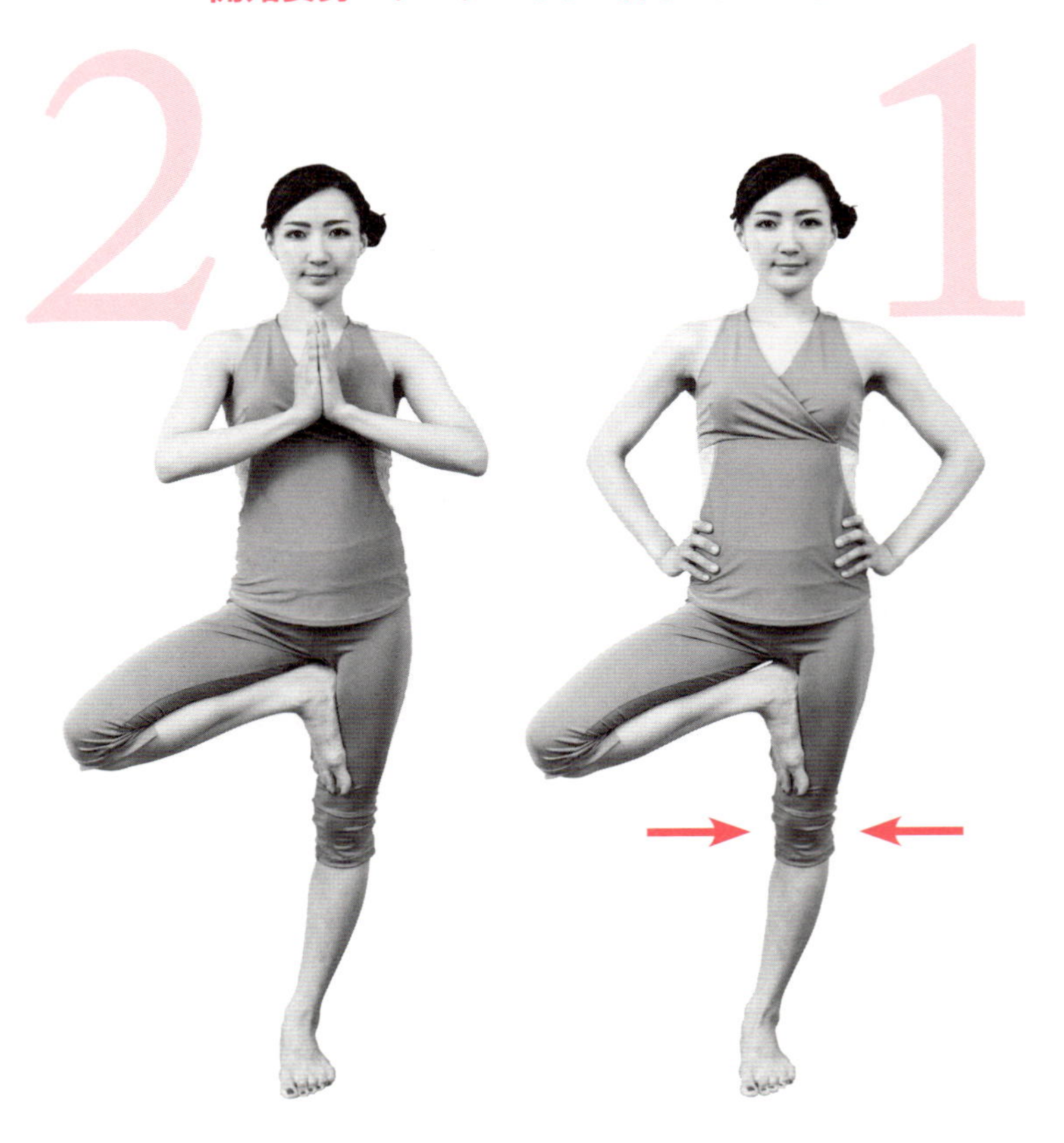

1
片足立ちで、一方の足裏をもう一方の内ももに当てて押し合う。

2
両手を胸の前で合掌する。

ここに
注意!
バランスに
注意しましょう。
NG

3

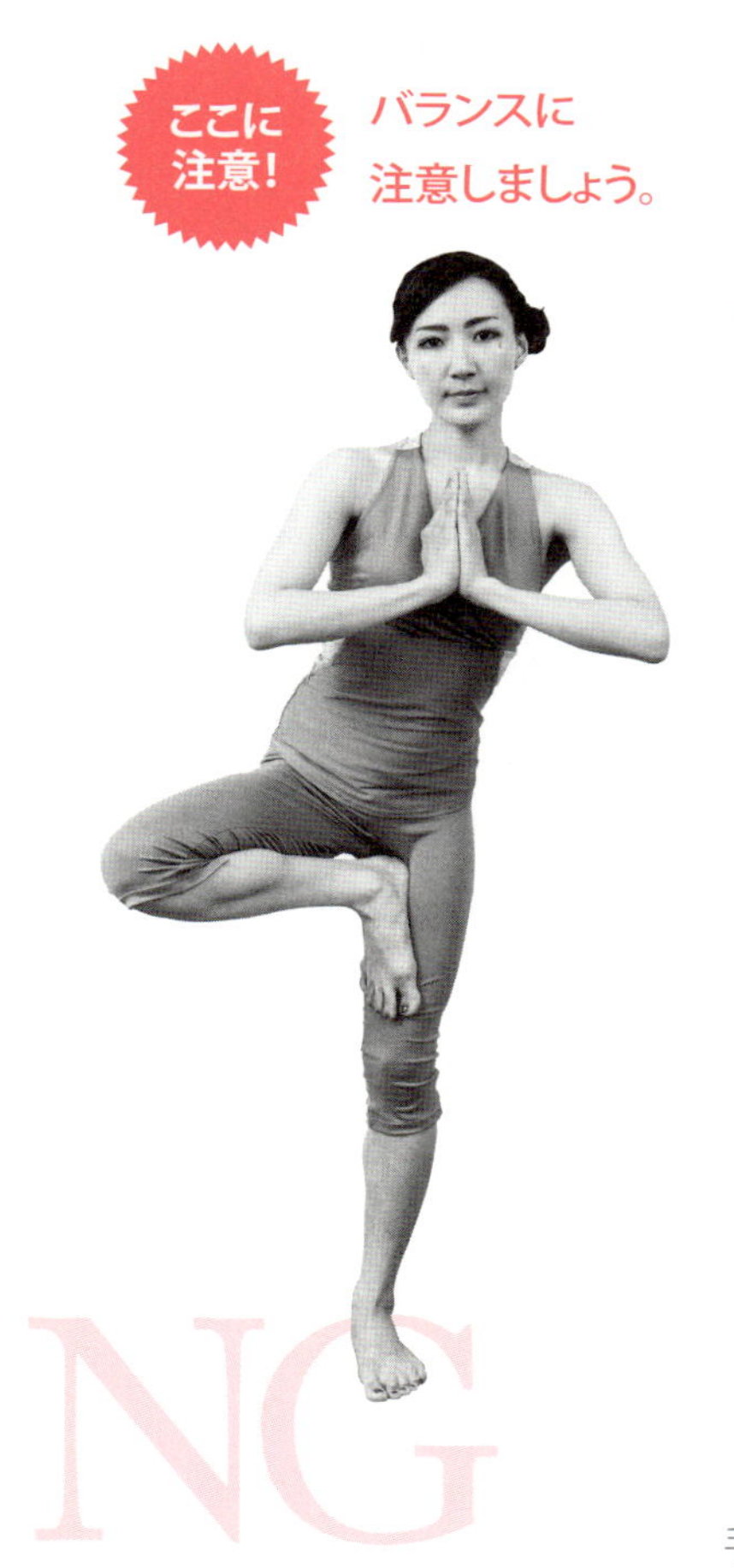

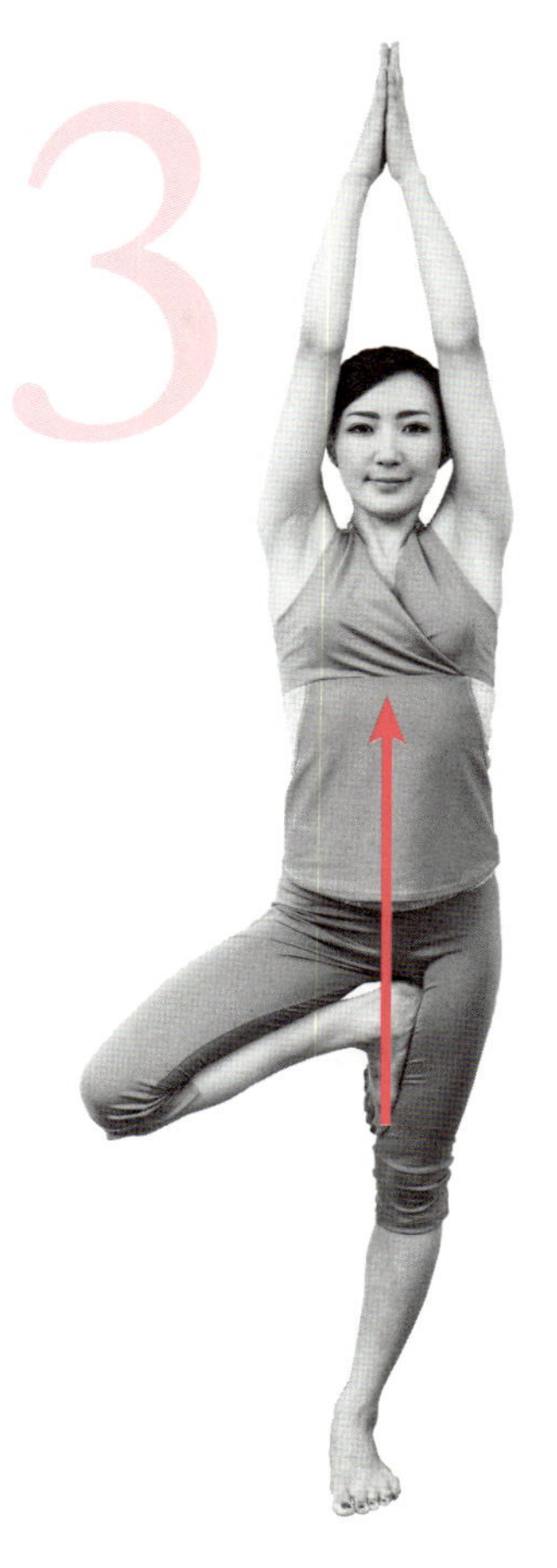

手を天井に伸ばしながら胸を開く。
可能であれば上を見上げて、
より胸を広げる。

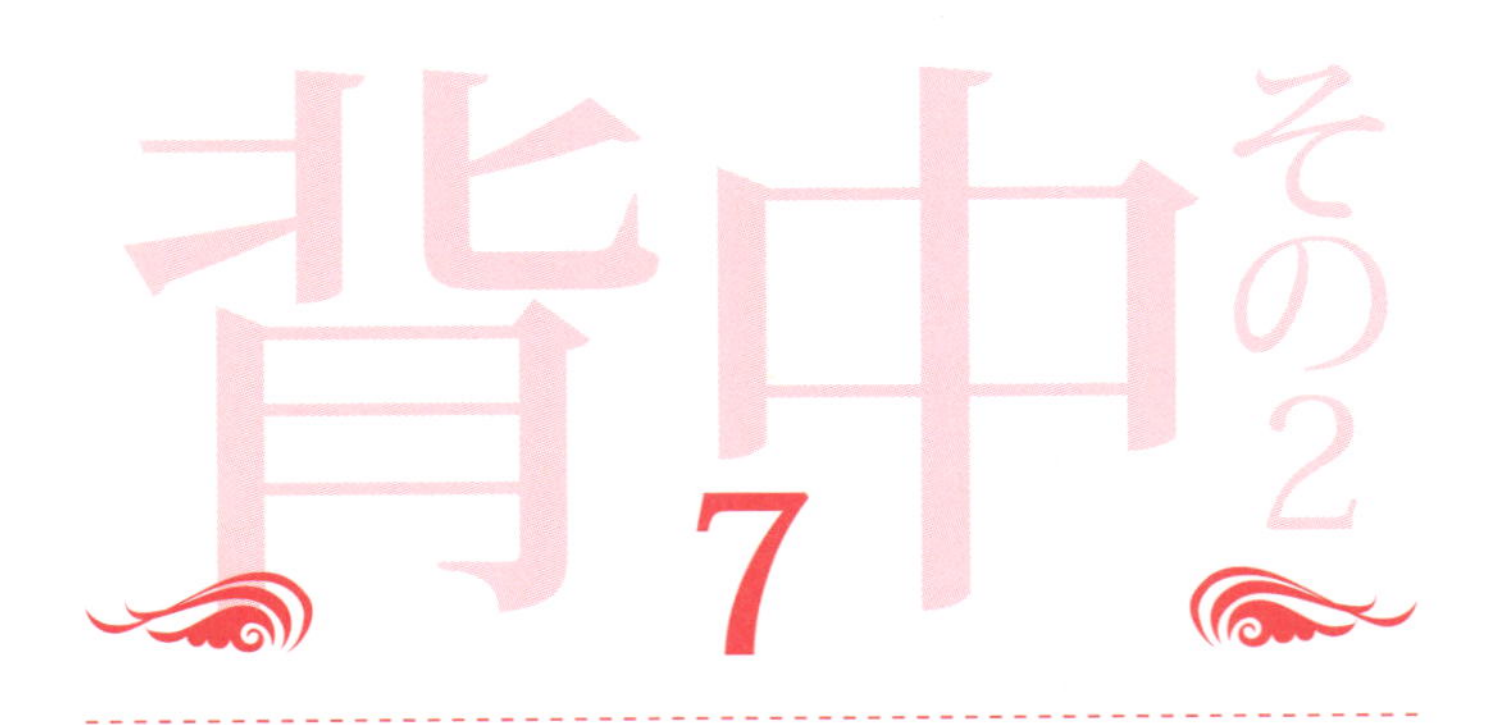

のびやかな背中をつくる

背中は、広く安定していたほうが
首筋がきれいに見えます。
背中を開くというと猫背を連想してしまいがちですが、
頭頂が伸びている状態であれば猫背にはなりません。
たまに胸の開きを強調するあまり背中を反りすぎて
上半身が後ろに反っている人を見受けます。
こうなると腰にも首にも負担がかかります。
背中を広くしておくと負担は軽減し、
肩こりの予防にもなります。
腕は肋骨にのせてリラックスさせましょう。

のびやかな背中をつくる ①

パスチモッターナーサナ

〔 背中を伸ばすポーズ 〕

サンスクリット語では「西」のことを「パスチモ」といいます。ヨガでは、方角は体に投影されており、体の西は背中に当たりますので、「パスチモッターナーサナ」は背中を伸ばすポーズです。形としてはいわゆる体前屈です。このアーサナでは太ももの裏がつっぱって困るという方もいますが、その場合は無理に膝を伸ばさず、背中を広げることに重点をおきましょう。

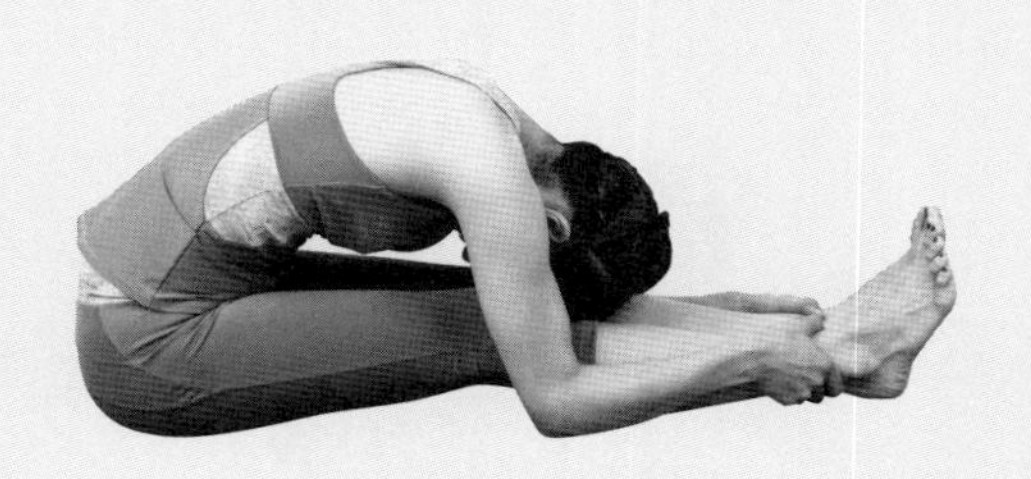

How to

〔背中を伸ばすポーズ〕

開始姿勢：ダンダーサナ〔杖のポーズ〕

1

膝を曲げて
体を前に倒し
膝と額をつける。

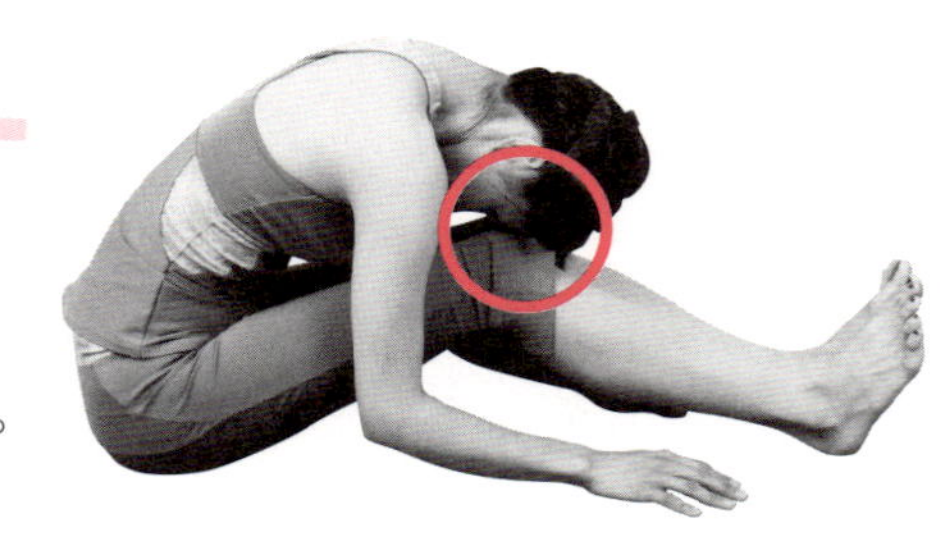

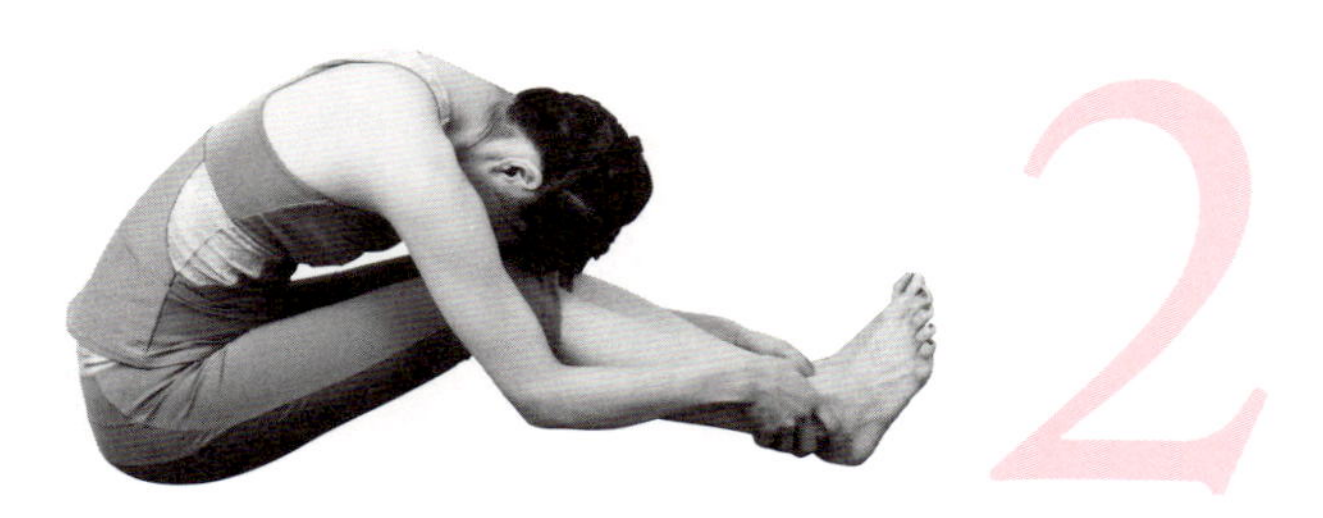

2

足首を手でつかみ
膝と額が離れないところまで
膝を伸ばす。

3

脇を締めて
肘を床に近づけ
背中の伸びを感じる。

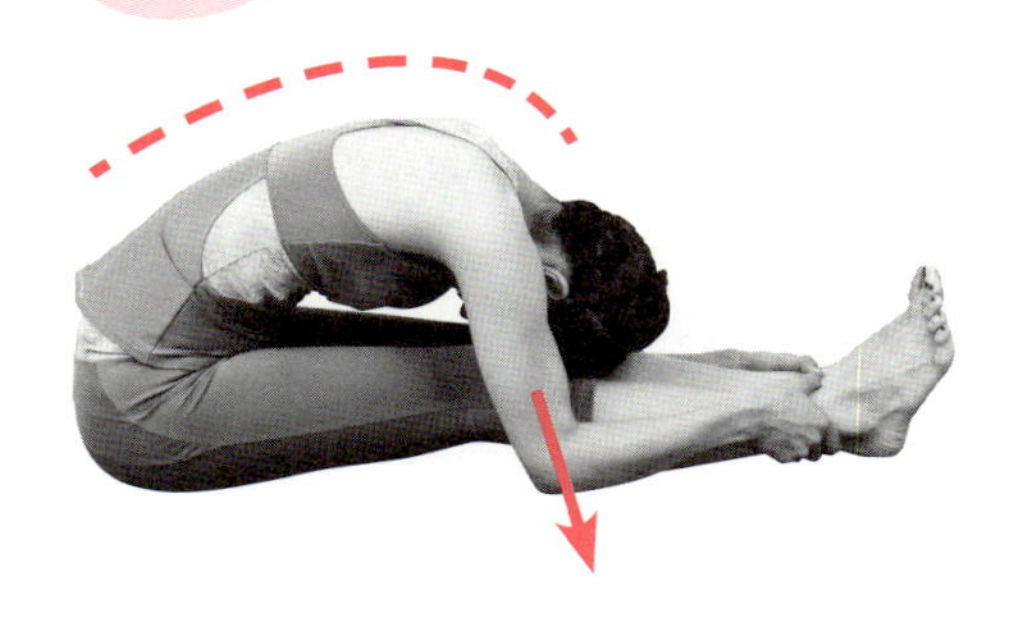

point

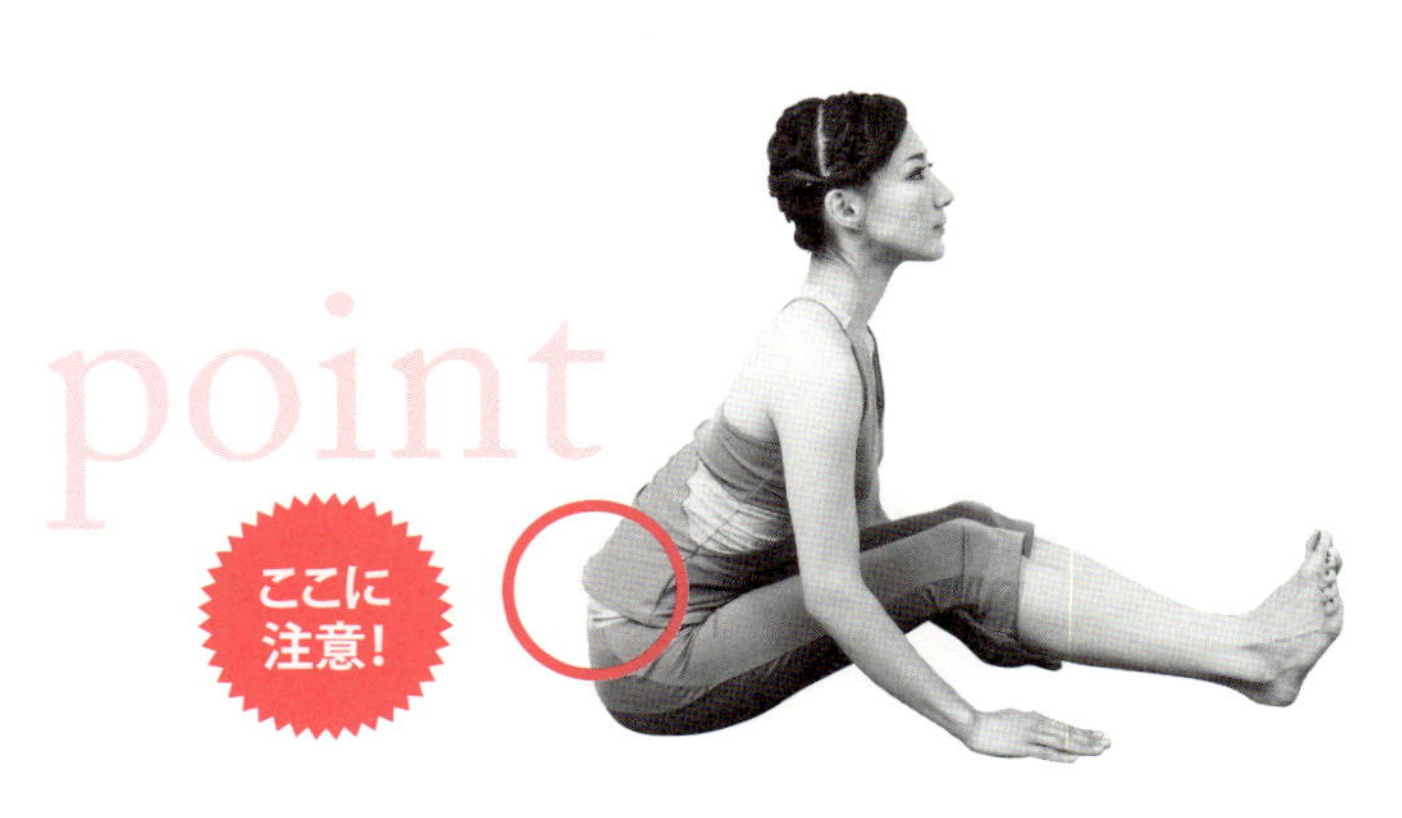

**背中を広げることで
腰などに違和感が生じる場合は、
無理に行わないようにしましょう。**

のびやかな背中をつくる ②

ロラーサナ

［ ペンダントのポーズ ］

手で体を持ち上げて、ペンダントのように体を浮かせるポーズです。体重を手で支えるため、ある程度の筋力が必要です。足を完全には浮かせずに、手を押す感覚から始めて、徐々にお尻や足を持ち上げられるように練習しましょう。大変なポーズですが、手にかかる重りは自分の体重のみであって、自分を持ち上げるくらい本来は特別なことではありません。なるべく若いうちから、筋力低下を予防していきましょう。

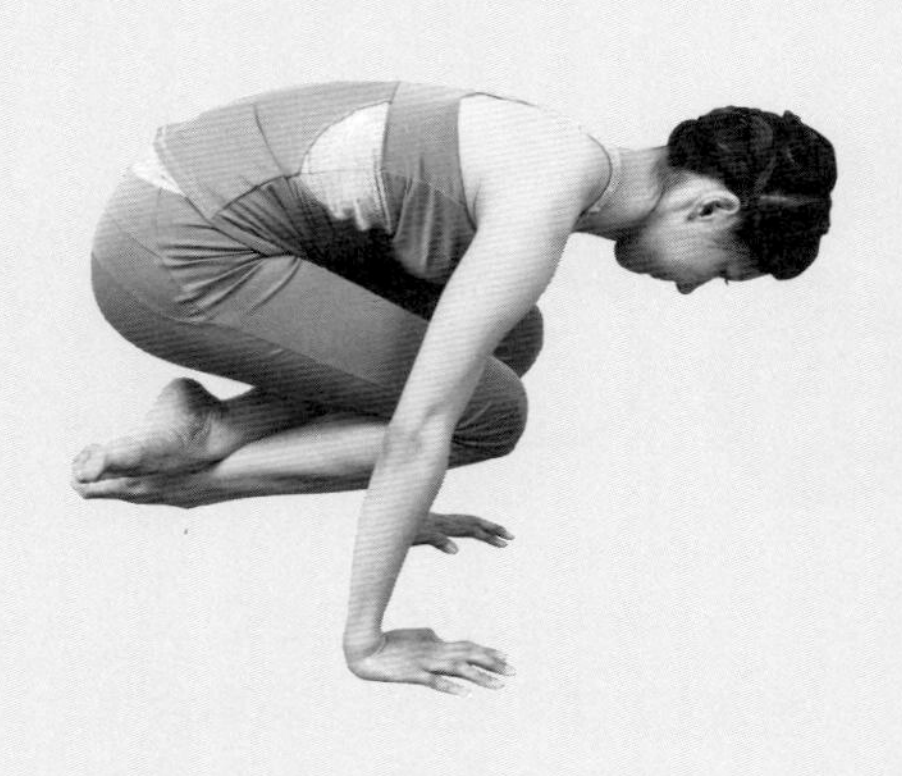

〔ペンダントのポーズ〕

開始姿勢：ヴァジュラーサナ〔稲妻のポーズ〕

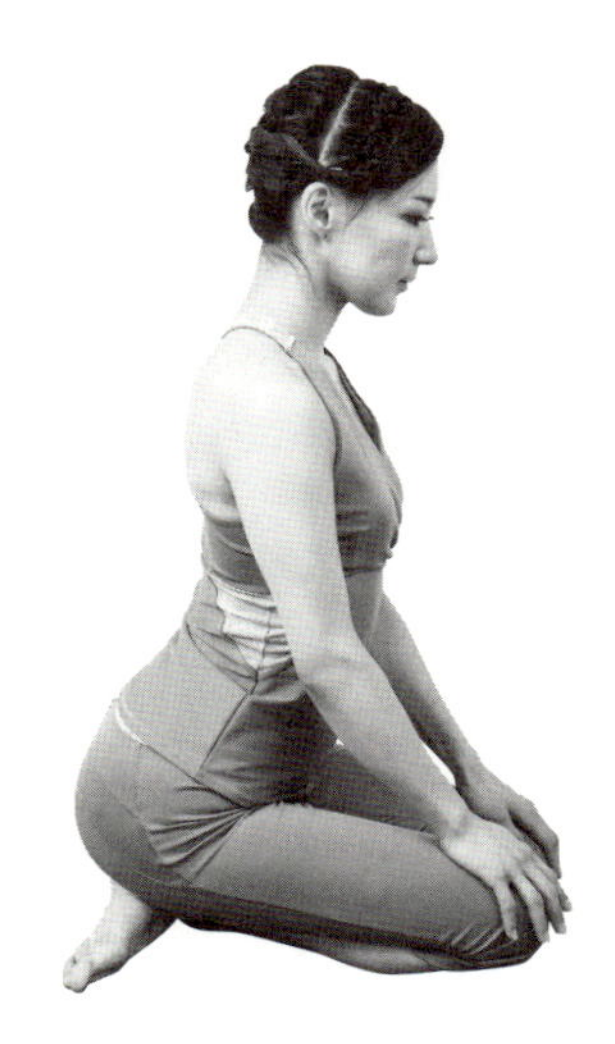

1

体を前に倒す。

2

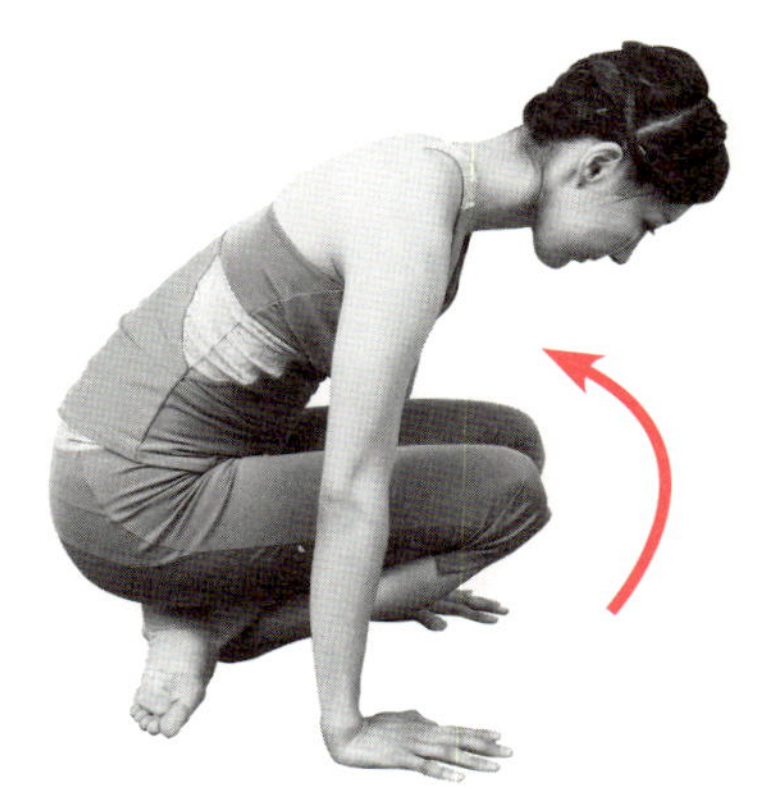

手で床を押しながら
膝を持ち上げて
床から浮かす。

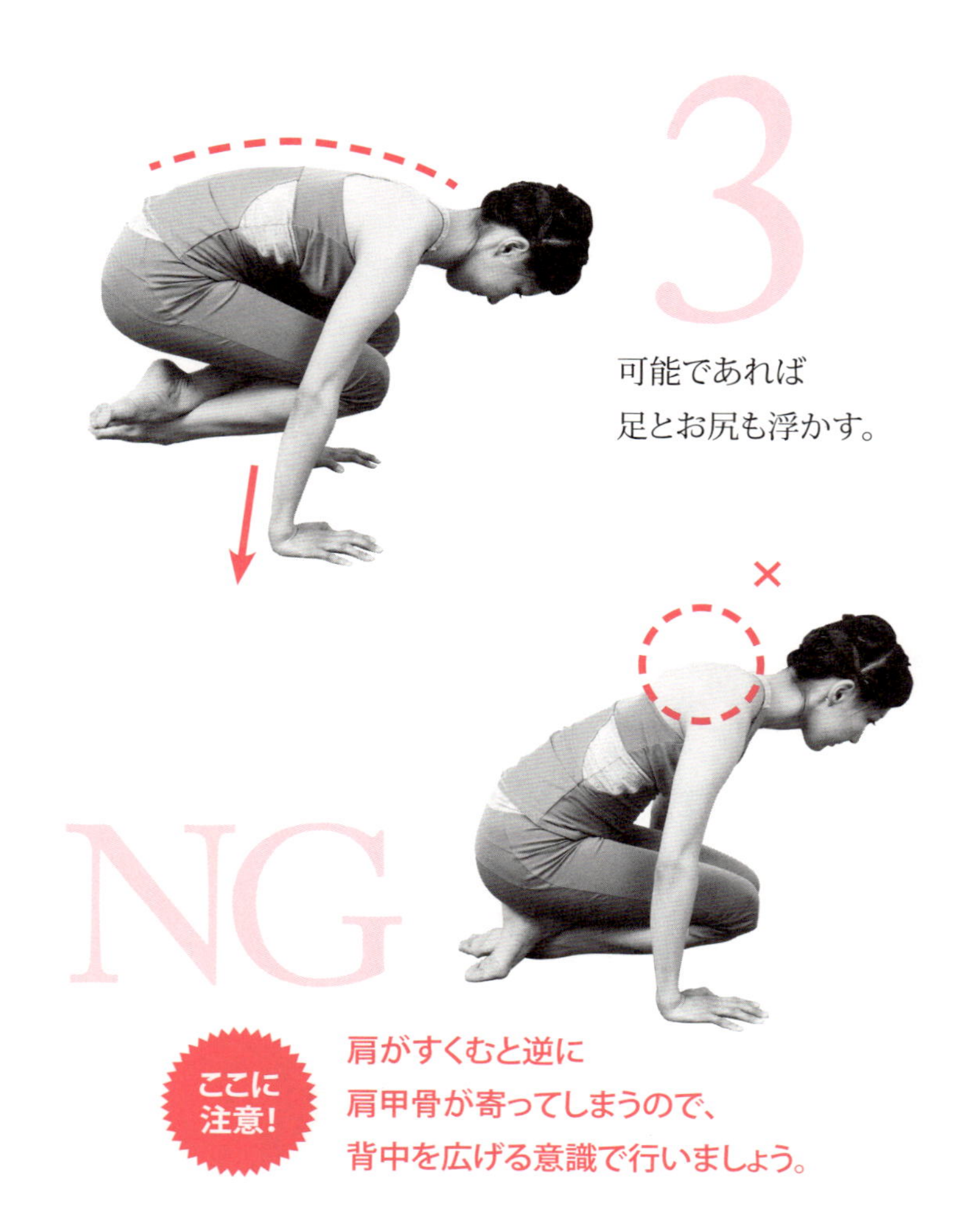

ここに注意！

肩がすくむと逆に
肩甲骨が寄ってしまうので、
背中を広げる意識で行いましょう。

のびやかな背中をつくる ③

シャシャンカーサナ

〔ウサギのポーズ〕

ウサギの丸い背中のような姿勢をとるポーズです。姿勢を良くするには胸を張る、というイメージだけがひとり歩きをしている印象を受けます。本来、胸椎は後弯といって背中がやや丸く広い状態です。胸を張ると腰が反ってしまい、お腹が前に出てしまいます。このポーズで背面を開いて、バランス良くきれいな弯曲を手に入れましょう。

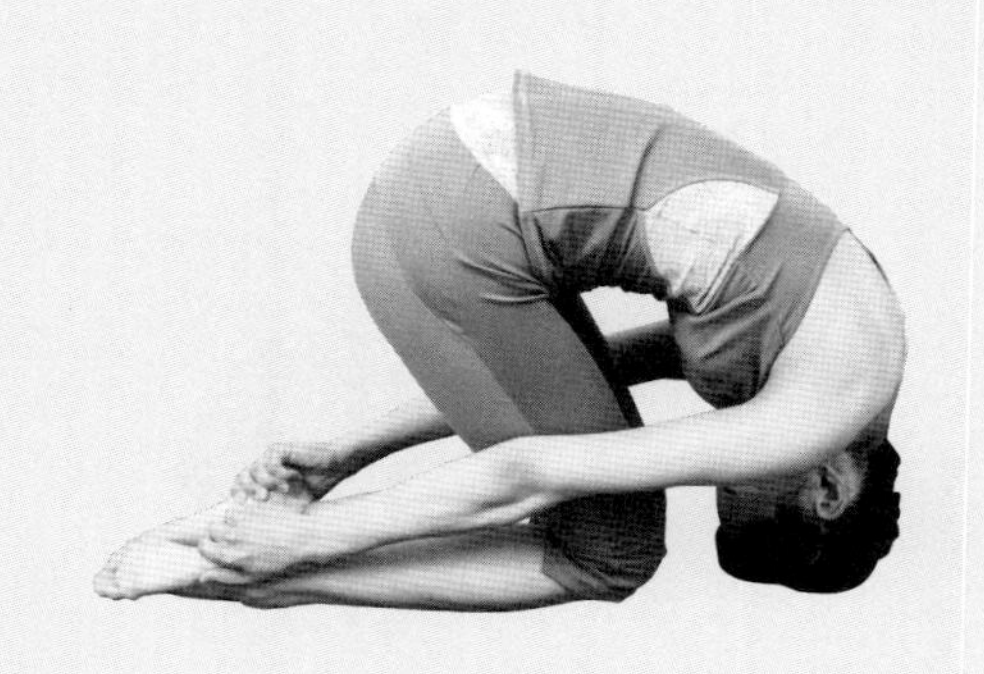

How to

〔ウサギのポーズ〕

開始姿勢：ヴァジュラーサナ〔稲妻のポーズ〕

1

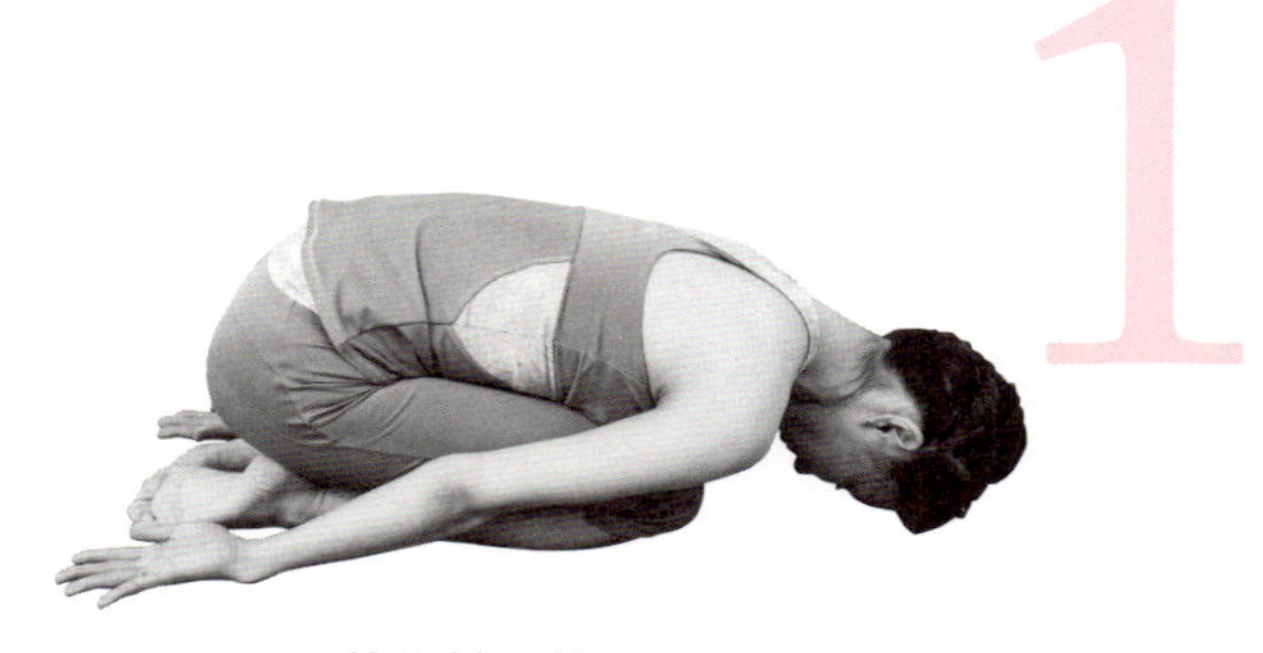

体を前に倒して
手を後ろに伸ばして踵を持つ。

2

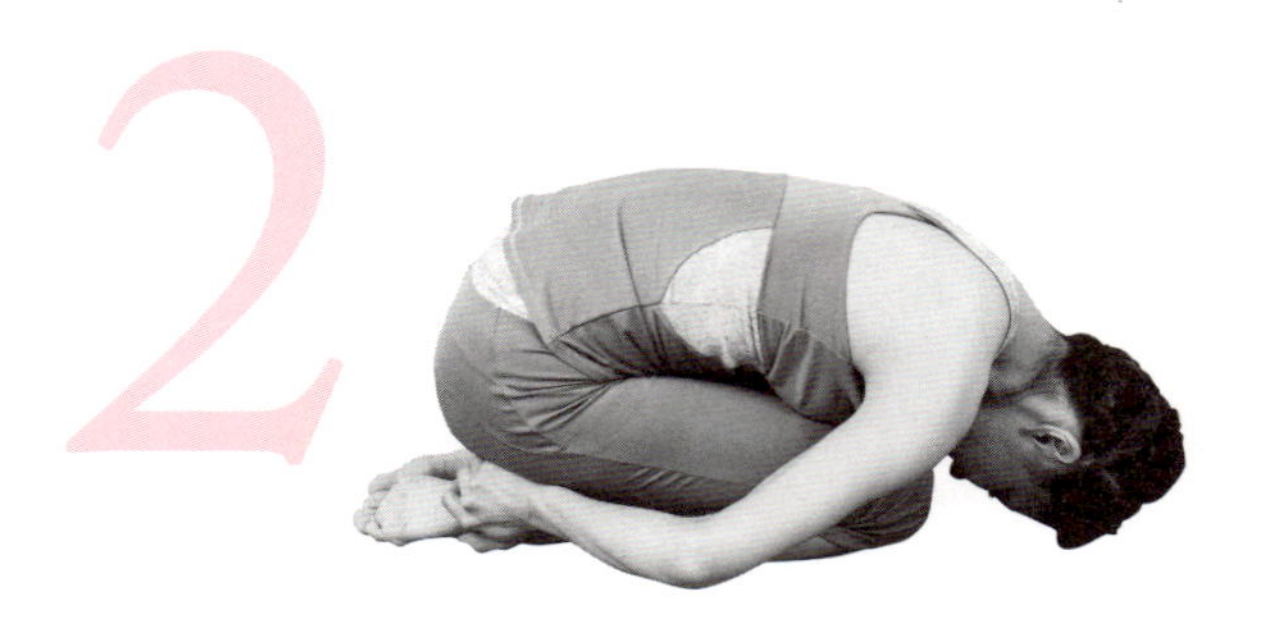

膝の近くに
額を近づけて丸くなる。

3

お尻を持ち上げて
頭頂を床につけ、
背中を開く。

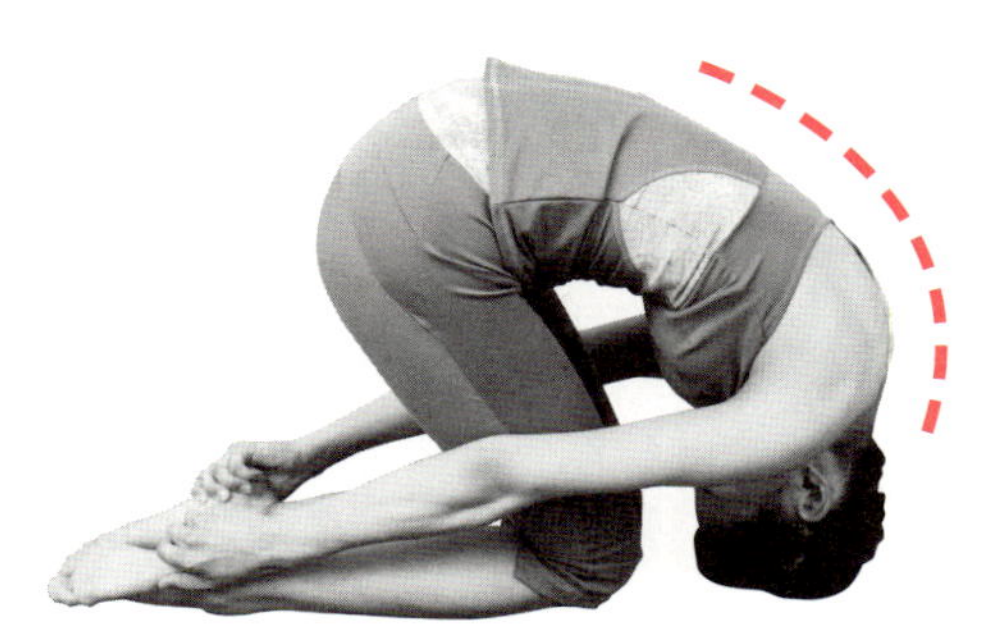

point

ここに
注意!

強くやりすぎないように
適度に伸ばしましょう。

Third Chapter

第3章

後ろ姿美人の生活

後ろ姿美人の歩き方

後ろ姿美人になるには、姿勢だけでなく「歩き方」もとても重要です。街中で歩いている姿こそ、後ろから見られている最たるものですね。目標や憧れとしてモデルさんのウォーキング方法がよく取り上げられますが、普通の歩き方とはどう違うのでしょうか。美しい歩き方のコツをお伝えします。

大切なのは足よりも胸のひねり

美しい歩き方の指導の多くは、線の上を歩くようにして脚を内側に寄せて歩く方法だと思います。確かにこうすると脚のラインがきれいに見えますね。

この内側に寄せる歩き方をするには、一つ大切なコツがあります。それは「胸をひねる動き」です。モデルさんのショーなどを見ると、肩で風を切るように、胸をひねっている姿が印象的ではないでしょうか。実はこのひねりが、脚を内側に寄せる秘訣なのです。体をひねらずに脚だけを内側に寄せて歩こうとすると、少しぎこちなくなりませんか？　ひねる動きは、体から骨盤、股関節に伝わって、結果として脚を内側に寄せる動きに変換されます。

試しに、少し動きを強調して歩いてみましょう。

1. 鎖骨の付け根に両手の中指を当てて、肘を回すように胸を右方向にひねってみましょう。

2. 対角の右脚を、特に何も考えずに前に出してみましょう。するると自然と脚がセンターに寄ってくるのが感じられたと思います。

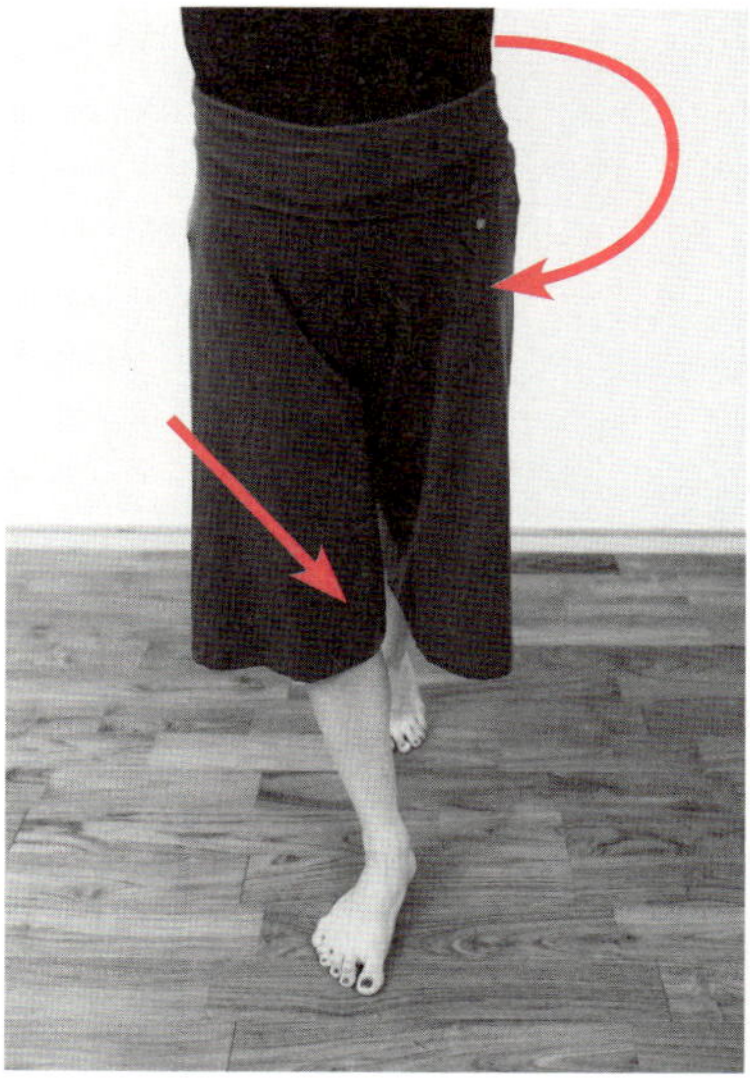

体をひねってまっすぐ歩こうとすると、骨盤のひねりと反対方向（内側）に脚が入ってくる

カラクリを見てみましょう。体をひねると骨盤も連動して同じ方向に回ります。このまま脚を骨盤に対してまっすぐ出すと、ひねりの方向に足が出ることになります。ですから、まっすぐ歩こうとしながら軽く体をひねれば、脚は何も考えなくても骨盤とは逆の動きをして自然と内側に入るのです。

このようにすっきりきれいに歩けるようになると、体のラインも整い、後ろ姿美人になれます。簡単なコツですので、ぜひ普段から意識してみてください。颯爽と、そして優雅に歩きたいですね。

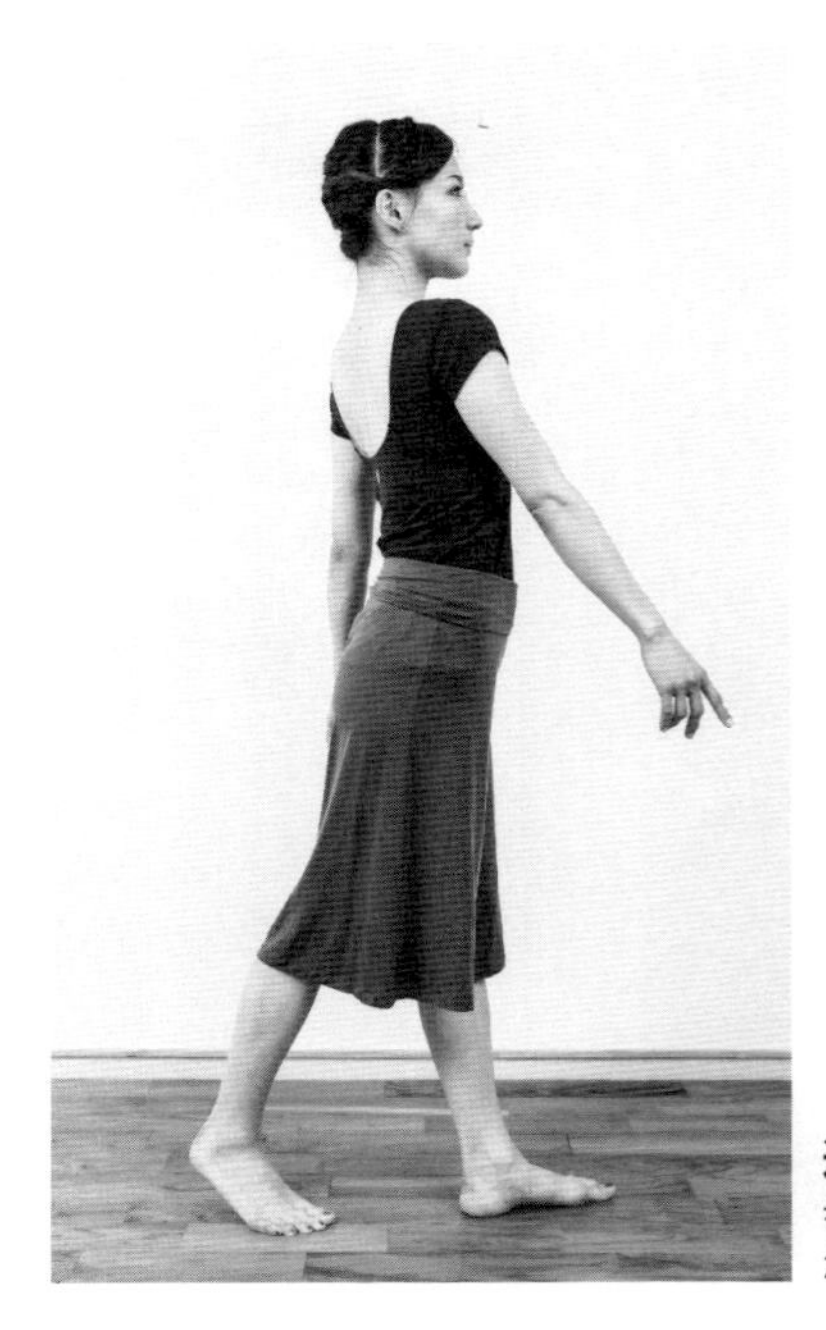

運動連鎖
歩きのなかで各関節のひねりが連動して、きれいに動ける

後ろ姿美人の立ち方

後ろ姿美人のポイントは姿勢、つまり立ち姿がとても大切ですね。立ち方は、座り姿勢や屈(かが)み姿勢など、全ての姿勢または所作の基礎といっても過言ではありません。ポイントをおさえて、美しく自然な立ち姿を目指しましょう。

「顎を引いて胸を開く」は大まちがい

巷では、いい姿勢は「顎を引いて胸を開く」といわれます。実はこれ、とても危険な姿勢なのです。

まず、顎のことから見ていきましょう。

顎（下顎骨(かがくこつ)）は、上顎骨(じょうがくこつ)と顎関節でつながっています。この顎関節に圧迫ストレスがかかり続けると、顎関節症という病気になってしまいます。若い女性にも比較的多い病気として知られています。

　現代人は、スマホや携帯、ノートパソコンなどで、うつむいた姿勢になることが多いですよね。実はこの時、顎を引いて歯を食いしばってしまい、顎関節への圧迫ストレスが生じているのです。

　試しに、何も考えずに、上を向いてみましょう。すると上下の歯の間が空きますね。つまり関節がリラックスした状態といえます。では、次に下を向いてみましょう。これは顎を引くということですが、すると上下の歯同士がくっついてしまいます。噛み締めるほどではない、軽い接触状態であっても、これが長時間になると、やはり関節にとっては負担となります。この状態をＴＣＨ（Tooth Contacting Habit）といい、歯科業界では注意を喚

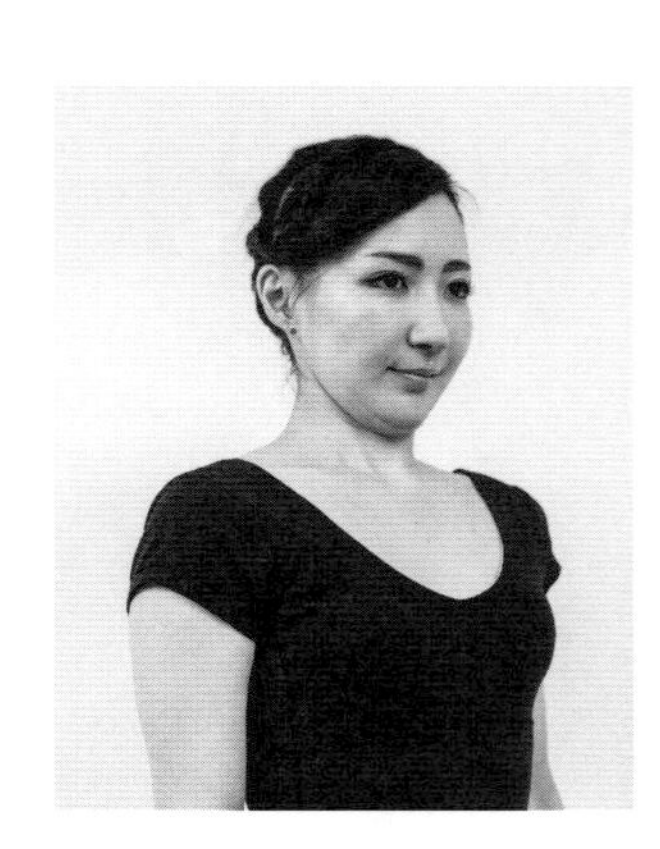

顎を引いた状態
喉のところにシワができ、窮屈な感じ。上下の歯が接触してしまう。長時間続くと関節の負担になる

起しているものなのです。

デコルテ美人は顎を引かない

きれいなデコルテは女性の美しさの象徴ですが、ここも顎を引くことで、シワだらけな惨めな状態になってしまいます。首の前の皮膚は、顎を引くとたるみ、顎を上げると伸びますね。自然な姿勢をとる時には、首の前側と後ろ側の両方を伸ばす必要があります。

顎を引いていい姿勢をつくるというのは、顎が前に出ている人に対するアドバイスであって、全ての人に必要なことではありません。

首の位置を正すためのアドバイスは、「首の前も

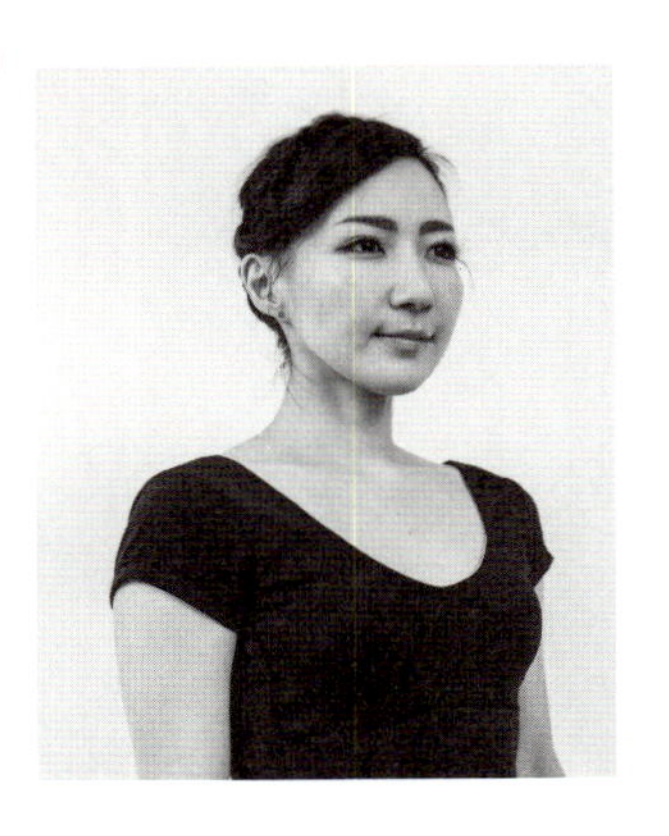

顎の正しい位置
首は伸びており、上下の歯は接触せず、2～3mm空いているのが正常といわれる

後ろも均等に伸ばして、頭を持ち上げましょう」となります。そうすれば、デコルテ美人のできあがりです。

「胸を開く」のではなく「持ち上げる」

次に、胸を開くという動作が危険な理由をお伝えします。

この胸を開くという方法は、猫背の解消法として用いられることがあります。しかし、猫背の方の多くは「背中が丸い」のであって、胸がつぶれているわけではありません。適切な修正方法は、胸を持ち上げることです。胸を開いてはいけません。

胸を開くというと、肩甲骨を寄せて胸を前に突き出すような形になり、首や肩に凝りが生じます。また、背中（胸椎）は本来後ろに少し弯曲しているのですが、胸を突き出すと弯曲がなくなり、背骨が全体的に反ってしまい、特に腰に反り方向の負担がかかってしまいます。つまり、胸を張ると、首にも腰にも負担がかかるということなのです。

胸は開くのではなく、「持ち上げる」ように意識します。胸を持ち上げた状態は、呼吸を大きく吸って、顎を胸骨に近づけるようにするとわかるかと思います。胸を開こうとすると、どうしても肩甲骨を寄せてしまいますが、肩甲骨を寄せなくても胸を持ち上がった状態にすることはできます。

美しい姿勢は、「美しいデコルテ」と「持ち上がった胸」がつくってくれます。美しい立ち姿をマスターして、美人度アップをめざしましょう！

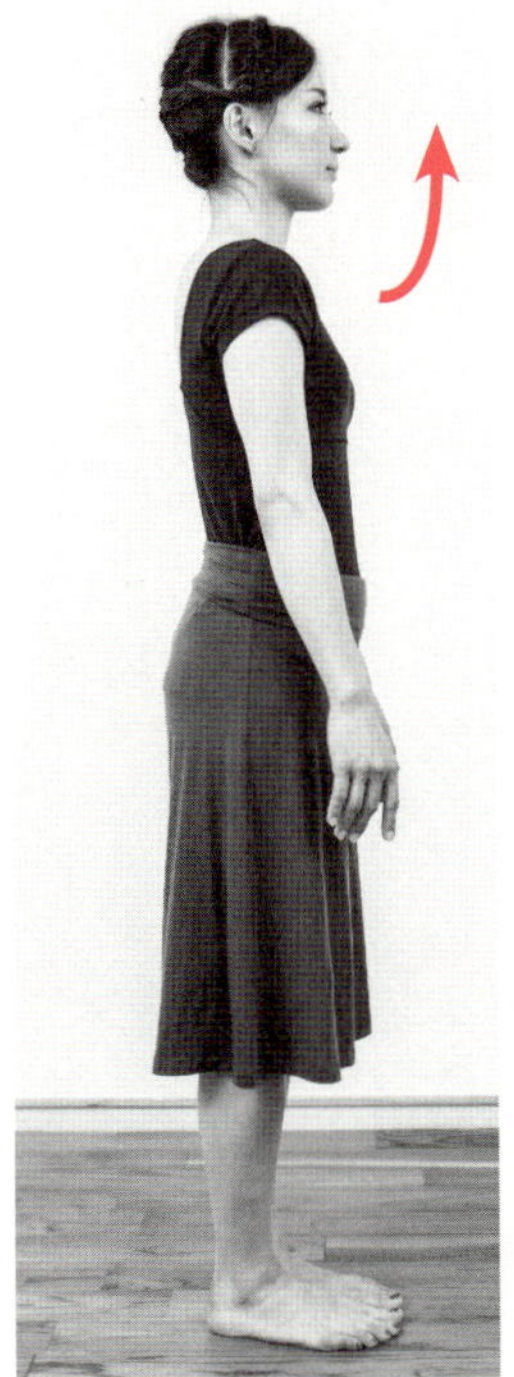

胸を持ち上げる
肩を後ろに引くと腰が反ってしまうため、肩甲骨は広いまま胸を持ち上げるようにする

後ろ姿美人の座り方

家では椅子とテーブル、仕事もデスクでパソコンという現代では、「座る」生活がとても多くなっています。歩く、立つと同じく、座る時の姿勢も気をつけたいことの一つです。ここでは美しく座るためのコツを見ていきましょう。

楽な姿勢は実はまっすぐ

長時間の座位は、体に負担がかかります。ロングフライト症候群という、座っていることで静脈に血栓ができてしまう病気もあるくらいです。楽な姿勢というと、背もたれに寄りかかってお尻を前にずらした座り方を思い浮かべると思います。この姿勢は筋肉を使わないので、確かに一時的には楽ですが、その分、関節には大きな負担がかかっています。そのため、この姿勢をとり続けることはできず、あっちこっち向きを変えて負担を分散させなければなりません。

では、どのような座り方をすれば長時間の座位に耐えうるのでしょうか？

答えは、お坊さんの座禅にあります。座禅はお線香の一柱が燃える長さの約45分間を2回、計90分行うのが基本です。その間、微動だにせず座り続けます。もちろん、鍛錬のたまものとも言えますが、楽な座法のコツはあります。座禅で大事にされるのは、坐骨から頭頂をまっすぐにすることであり、これが実は、体に最も負担がない状態なのです。

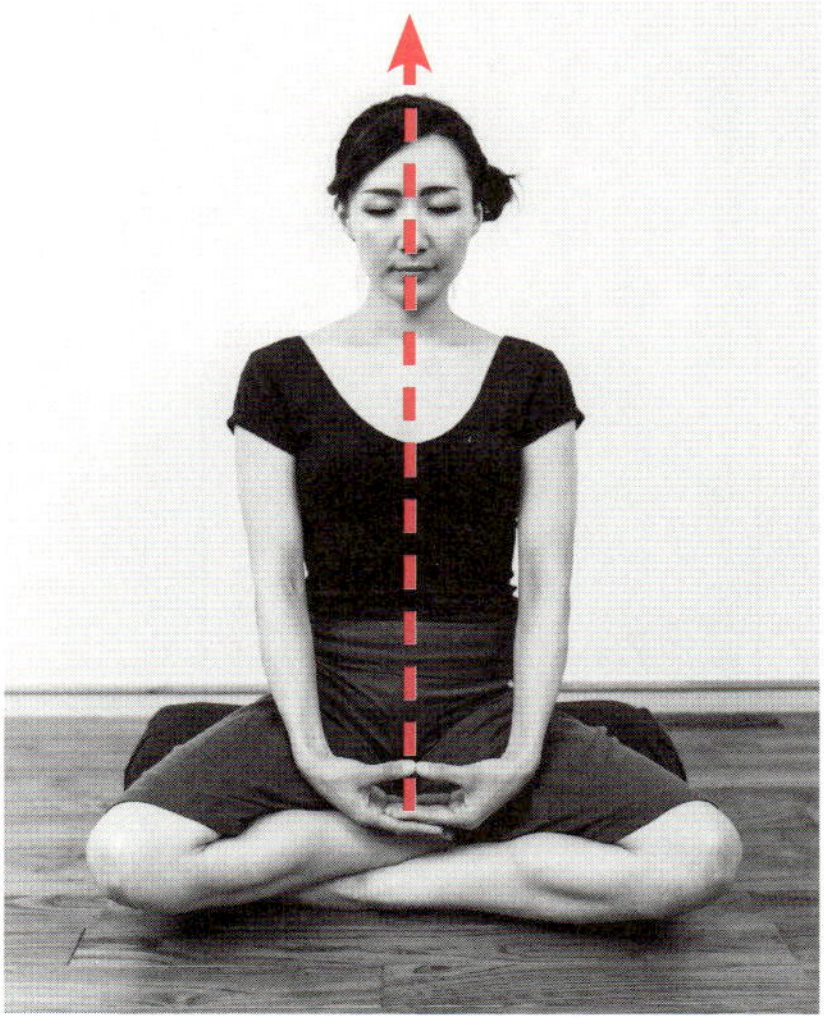

座禅
肩の力を抜き、腕を前に楽に垂らす。坐骨から頭頂までを、まっすぐにする

積み木をイメージしてみてください。まっすぐに積み上がったものは、安定していて特に支える必要はないですね。しかし、ジグザグに積んであるものだと今にも倒れそうで、支えがないと不安になりますね。

体も同様で、傾いていると、筋肉や靭帯などが支えようと働きます。つまり疲れるということです。しかし体がまっすぐであれば、いわゆるインナーマッスルによる必要最低限の力で支えられるので、疲れないのです。

もちろん、まっすぐな姿勢でも、長時間は禁物。少なくとも2時間おきにはリラックスして伸びをしたり、歩いて血流の淀みを取ったりするようにしましょう。映画は大体2時間、授業は概ね90分というのも、意味ある区切りなのです。

骨盤は頭頂がつくる

たとえば、糸で連なっている数珠をイメージしてみてくだい。この数珠をまっすぐにしようと思ったら、下から積み立てていきますか？　それよりも糸を引っ張って持ち上げる方がスムーズですよね。

正しい姿勢の指導でよくあるのが、骨盤をしっかり立てましょう、というもの。間違ってはいません。骨盤には、「坐骨」という座るための骨があり、この骨にしっかりと座るためには骨盤が起きていなくてはなりません。

しかし、先に挙げた数珠の例からもわかるように、私たちの体も上に連なって整うのです。ですから、姿勢をつくるには上から、つまり頭頂を天井に向かって伸ばすことが大切です。

骨盤に着眼するのは下から積み立てる考え方です。頭頂を天井に伸ばすと、骨盤は自然と起きた状態になります。難しいことを考えなくても、体はうまくできているのです。座る時も、骨盤よりも、頭の伸びを意識してくださいね。

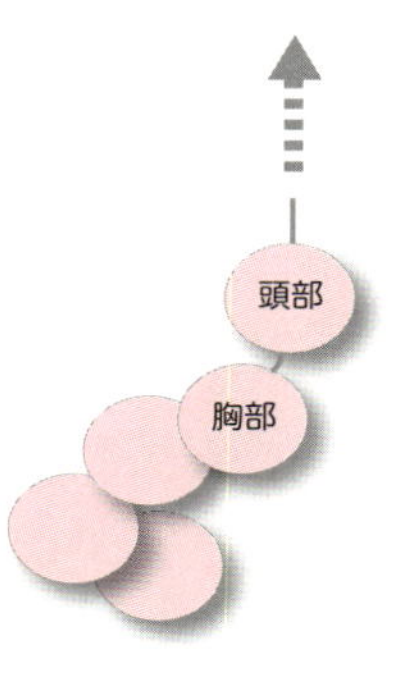

頭部

胸部

数珠イメージ

床に座る時のポイント

女性の日常的な床の座り方に、膝をつけて足を横に広げる座り方がありますね。いわゆる「女の子座り」「ぺたんこ座り」です。この座り方、実はかなり股関節に負担をかけます。股関節を内旋させることで、股関節を圧迫する姿勢なのです。横座りも同じく負担をかけます。

また、横座りの場合、股関節の動きが左右違いますので、片側だけを癖にすると、左右差が助長されてしまうので注意が必要です。

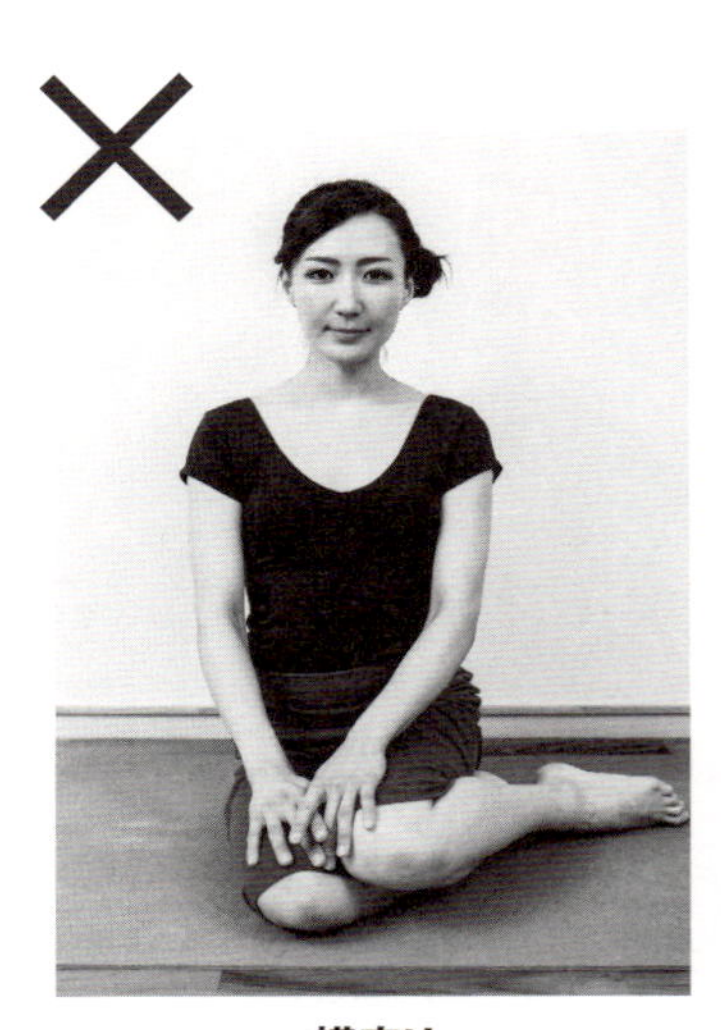

横座り
股関節に左右差が生じるので注意が必要

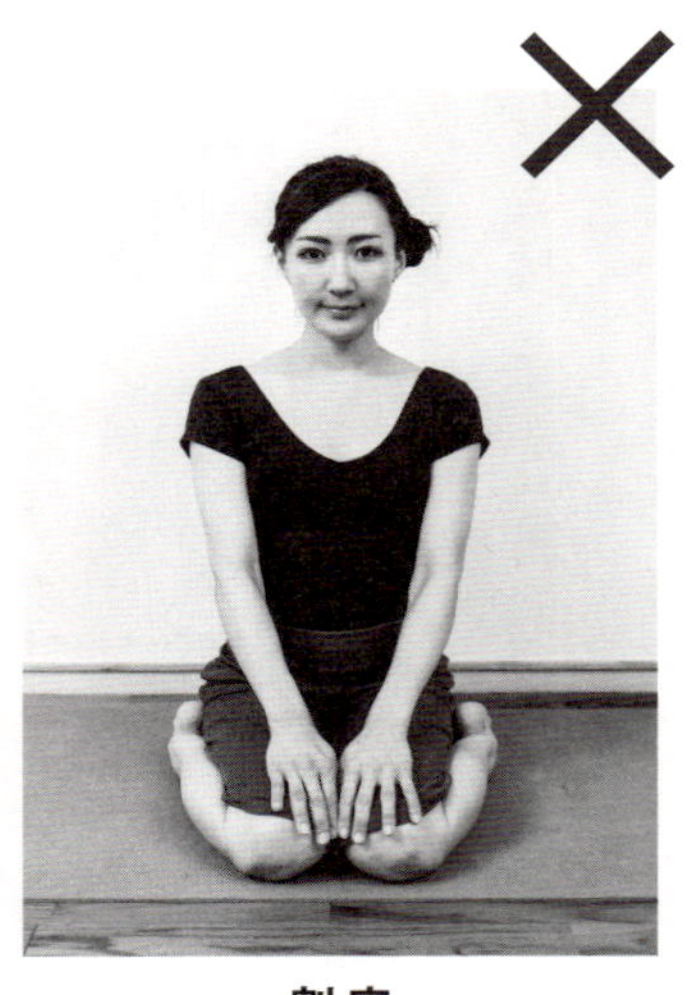

割座
股関節に負担のかかる座り方。特に学童期には、骨の変形にもつながるので要注意

床の場合の美しい座り方は、正座でしょう。背筋は自然にスッと、まっすぐに伸ばします。また、胡座(あぐら)も左右交互に組むぶんには悪くはありません。ちなみにインドでは女性も胡座で生活をしています。

椅子に座る時のポイント

椅子座位の場合、できればパンツスタイルで、内股にしなくてもいい状態が理想的です。スカートなどで足を揃える場合は、揃えた足を横に倒して、定期的に左右を変えましょう。

もちろん、この横に倒す姿勢も、100%いいとはいえません。非対称な格好なので、股関節に非対称な影響

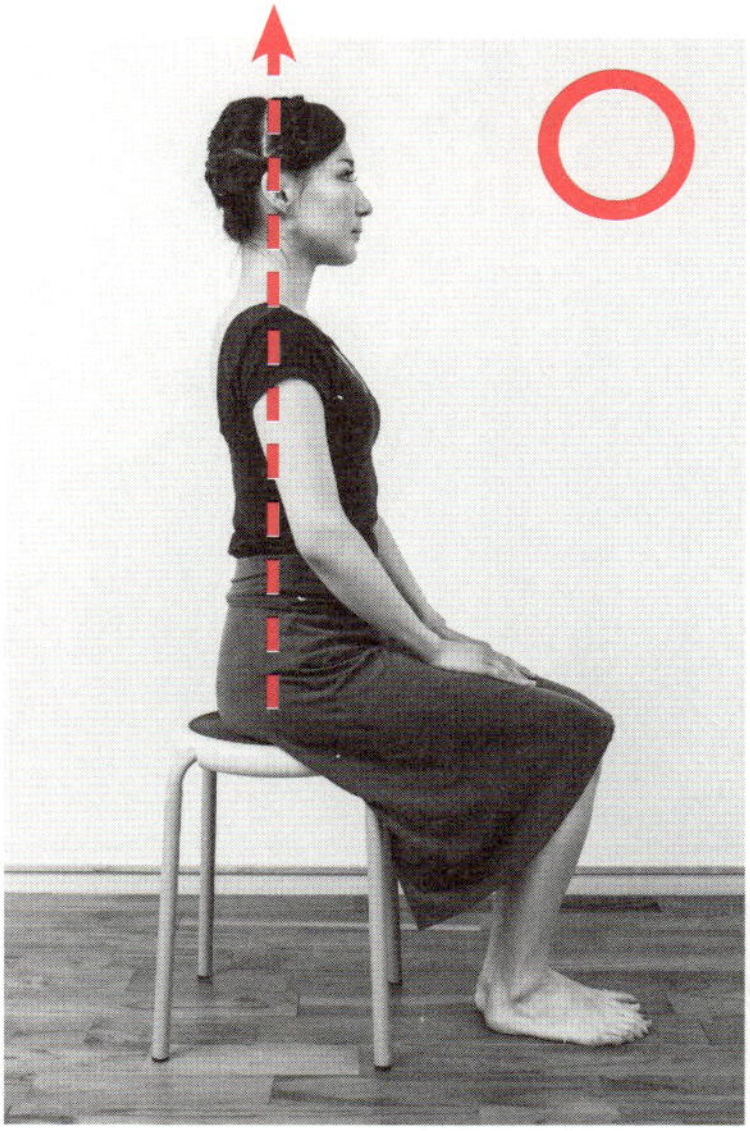

椅子の正しい座り方
座禅と同じように上半身はリラックスし、坐骨から頭頂を伸ばす

を与えます。左右を時々変えることでこの点は解消することができます。

椅子に座る時に、膝同士をつけて足を外に開き、さらにつま先を内に入れる方がいます。これだと膝下をさらにひねることになり、足がジグザグに変形しかねないので、注意が必要です。

ちなみに座っていてすぐに脚が開いてしまうのは、内ももの筋肉である内転筋が弱っている証拠。座り方を美しくすることは、美し

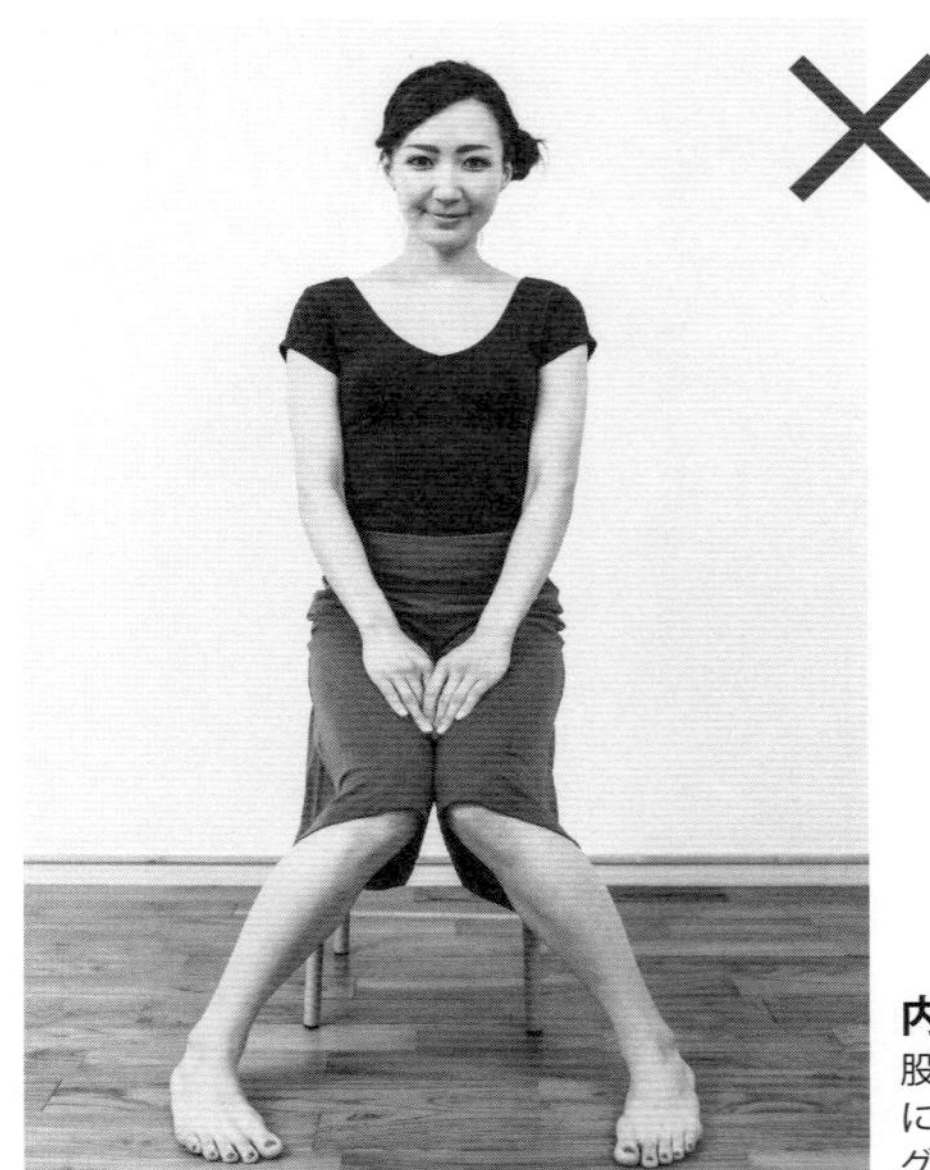

内股座り
股関節に負担がかかる上に、膝下がねじれて、ジグザグに変形しかねない

い脚をつくるための鍛錬にもなります。

また、崩れた姿勢は印象も悪く、体にも負担が強い姿勢です。一見楽そうですが、筋肉が楽している分、靭帯や関節に大きな負担がかかっています。崩れた姿勢でいると、時々伸びをしたくなりますが、これは、靭帯や関節が悲鳴をあげて、筋肉を使って体を伸ばしたいサインなのです。

椅子に座っている時も座禅と同じく、まっすぐな姿勢が一番楽な姿勢なのです。

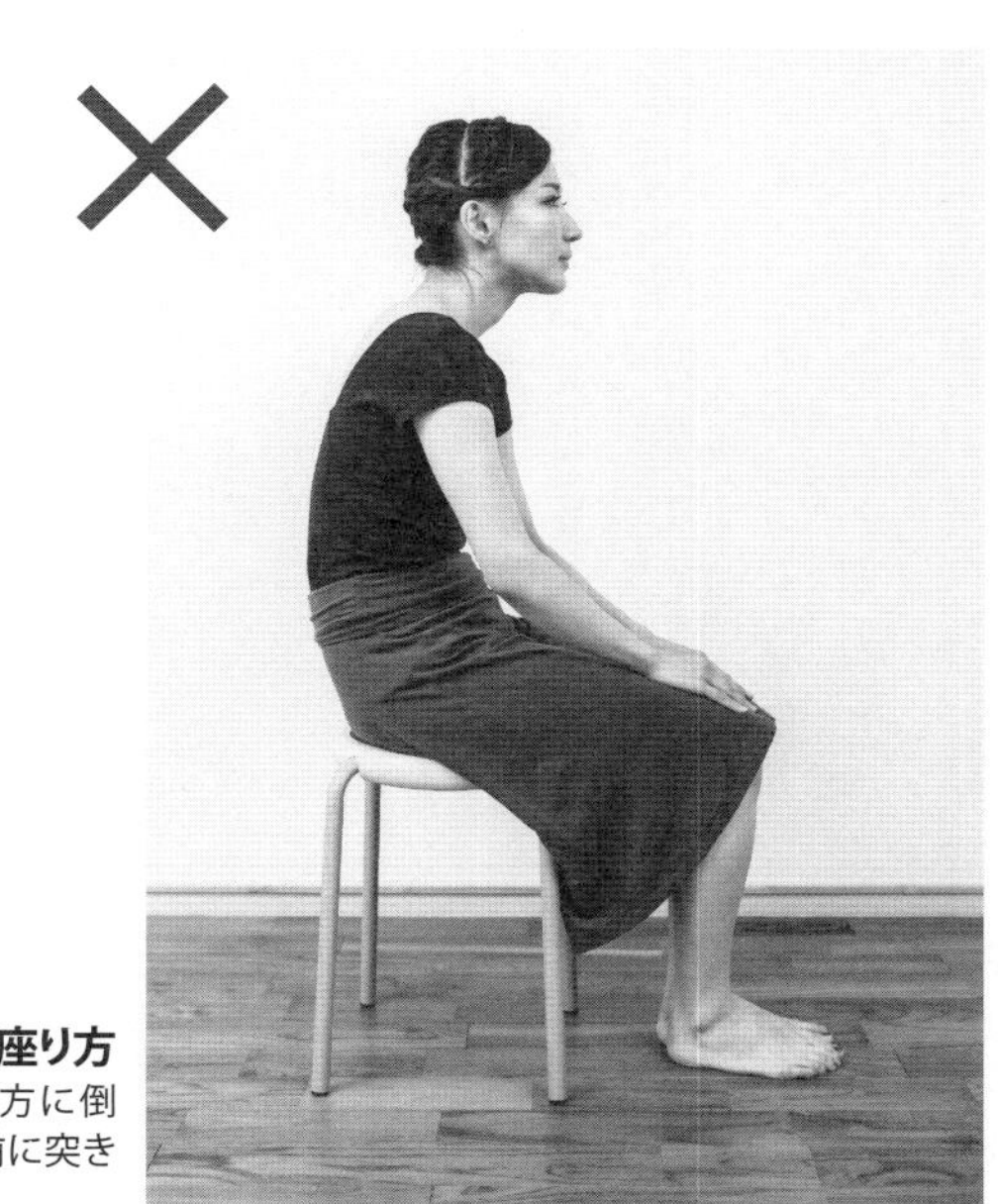

崩れた座り方
骨盤が後方に倒れ、頭が前に突き出る

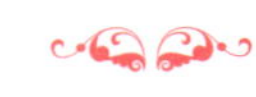

美しくなるための呼吸法

ヨガには多くの要素があり、体操をする「アーサナ」、呼吸法である「プラーナヤーマ」、瞑想である「ディヤーナ」などがありますが、ここでは呼吸法がなぜ大切なのか、そのメリットを解説します。

片時も休むことのない呼吸

呼吸は、歩くのと同じように、親に習わなくても自然とできるものです。生命維持のために大変重要なものですから、遺伝子に書き込まれているのでしょう。しかし、習わずにできるからといって理想的な方法で呼吸できているかというと、そうとはいえません。もちろん特に意識せずに呼吸をしていても死ぬことはありませんが、より理想的な方法を知って呼吸することができれば、より良く生きることができますし、人生も変わってきます。

呼吸も筋肉を使った運動である、という意味では、呼吸は人が生きていく上で、心臓の拍動に次いで最も行う運動の一つです。1分間に12回が通常ですから、1時間で720回、1日で1万7千280回です。走れば早くなるので、もっと回数は増えます。

鼻呼吸と口呼吸

では、より理想的な呼吸の仕方とはどういうものでしょうか?

まずは呼吸の通り道から考えてみましょう。

呼吸の通り道は、皮膚呼吸を除けば、鼻と口の2つあります。口は食べ物を通す消化器ですから、本来は鼻が通り道になります。鼻呼吸の方が、乾燥しない、細菌やウィルスを鼻腔で捕まえられる、などのメリットがあります。

きれいな女の人には、やはり口ではなく鼻で呼吸をしてほしいですね。せっかくスタイルに気をつかっていても、口が開いていては残念です。

鼻炎のため口でしか呼吸できないという方もいらっしゃると思いますが、実は、口呼吸の習慣のせいで鼻炎になっているという報告がなされています。私もその一人でした。幼少期に水泳をしていて口呼吸が習慣になり、鼻呼吸が苦しく、成人するまでほとんど口呼吸でした。現在では、ヨガの呼吸法のおかげもあり、苦なく鼻呼吸の日常になっています。

肋骨は柔軟に

背中と胸の状態は、文字通り表裏一体です。姿勢良く背中が美しい状態であるためには、胸もよい状態でなければなりません。胸を構成している主なものは、肋骨です。きれいな背中にはきれいな肋骨が必要なのです。

ではここで、あなたの肋骨の柔軟性、つまり肋骨が十分に広がるかどうかをはかってみましょう。

思いっきり息を胸に吸って、めいっぱい膨らんだところで吸うのをやめて息を止めます。そのまま顎を引いて、胸骨に顎の先がつけば十分でしょう。もしつかないようでしたら、胸の柔軟性が足りないかもしれません。

呼吸には、横隔膜という筋肉を使います。胃や肝臓の上にあるドーム状のものです。そのほかに肋間筋（ろっかんきん）（肺の入れ物である肋骨の間にある筋肉）も使います。

ちなみにこれらの筋肉は、息を吸う時に使うもので、普通の呼吸では吐く時には筋肉は使いません。膨らんだ風船がしぼむように、肺がしぼむことで勝手に空気が出ていきます。

きれいな姿勢をつくるには、この肺の膨らみが重要になります。肺は風船のように膨らんでいることで、肋骨や上

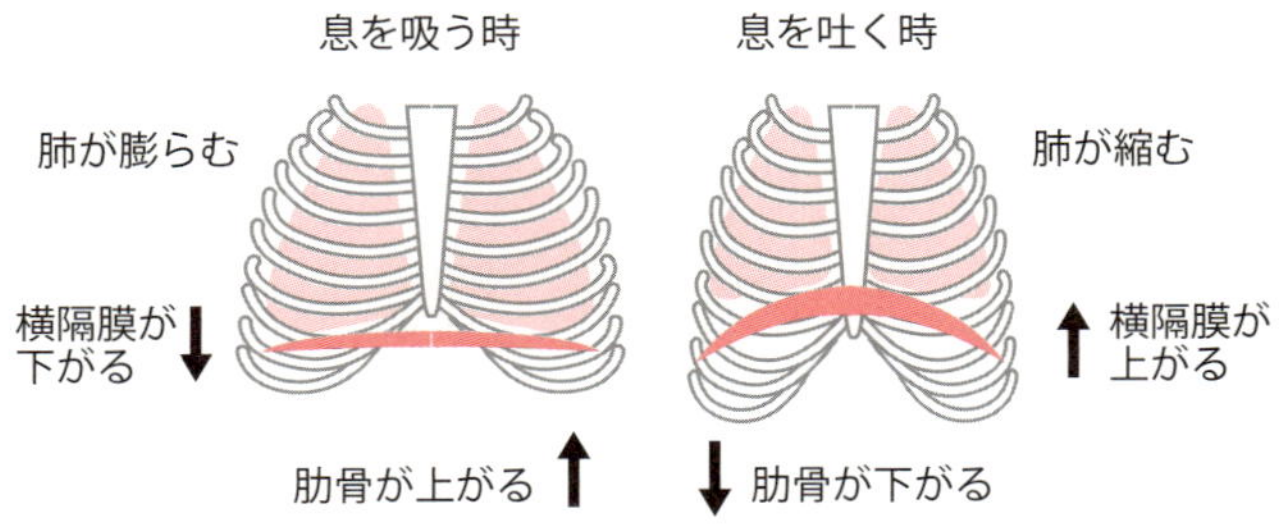

息を吸う時
肺が膨らむ
横隔膜が下がる
肋骨が上がる

息を吐く時
肺が縮む
横隔膜が上がる
肋骨が下がる

呼吸と横隔膜の動き

半身の重みを持ち上げて、体を起こしているのです。

実は日常の生活では、肺は全用量の3分の1しか使っていません。肺をめいっぱい使うのは、走る時や階段をのぼる時など、運動負荷が強く、ガス交換を多く必要とする時です。

運動をしないと肋間筋や、大胸筋（大きな胸の筋肉）や鎖骨下筋（鎖骨の下にある筋肉）なども硬くなってしまいます。すると、肺の中は空気で充満されず基本的に肋骨は吐いた状態で縮こまったようになり、猫背や胸が落ちた姿勢になってしまいます。

ですから、肺を十分に膨らませられる柔らかい肋骨を維持するために、適度な運動をしたり、意識的に呼吸法を行ったりすることが大切になります。そして呼吸がしっかりとできていれば、引き上がった胸を維持し、きれいな背中をつくることができるのです。次のページで、胸の柔軟性を高める効果のある「ジャーランダラバンダ」をご紹介します。

胸の柔軟性を高める

ジャーランダラバンダ

〔喉の引き締め〕

バンダには「締める」という意味があります。ジャーランダラは「格子」の意味。実際は喉を締める技法です。呼吸が外に逃げないように息を吸った後に喉を閉じます。これによって体の内圧が上がり緊張状態になります。ヨガでは主に呼吸法で用いられます。ここでは胸の柔軟性を高める方法として用います。３回ほど繰り返してみてください。

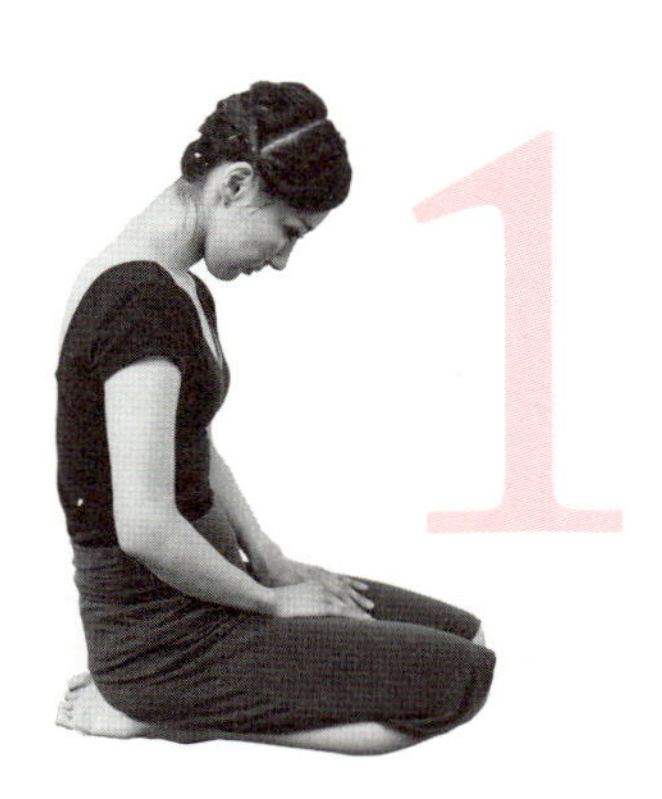

一度頭を下げて
体をリラックスして
脱力する。

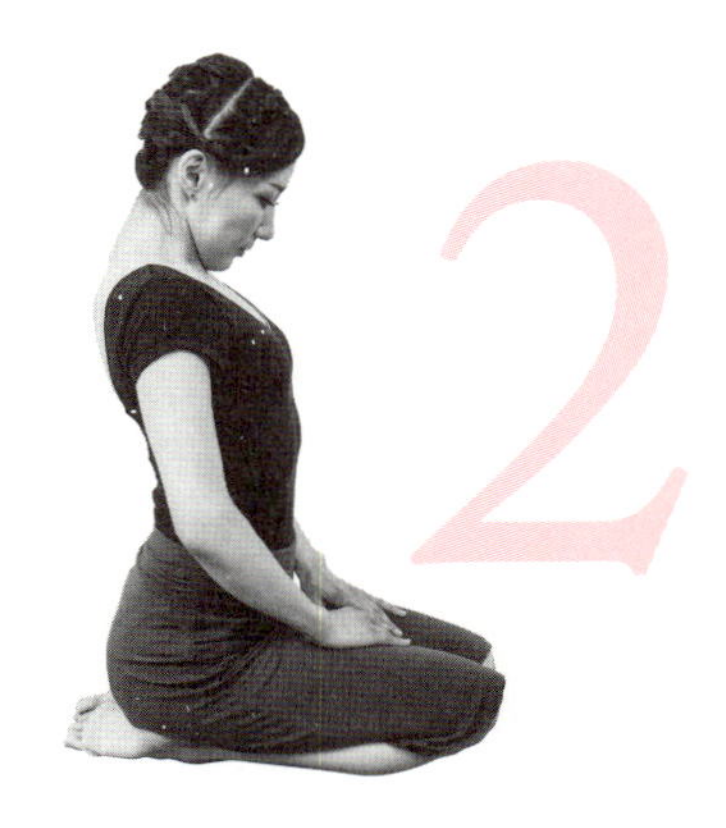

息を胸に吸い入れながら
体を起こし、十分に胸が膨らんだら
顎を引いて胸骨につける。
苦しくなる前に解く。

外見も美しく、内面も美しく

後ろ姿の美しさには、姿勢だけでなく所作も、大きく影響します。そもそも美しさとは、容姿だけではなく、人としての在り方や、動きの中にも感じられるものです。

たとえばバレリーナを例にあげると、その手の動きや視線にも私たちは美しさを感じますよね。なぜかというと、そこに美しさを喚起するような心の状態が表れているからです。

心は外からは見えませんが、私たちは、表に表れる姿勢や所作から、その人の内面、気持ちを推測しています。ですから、見た目が美しい方でも、横柄な態度だったり、癇癪（かんしゃく）持ちだったりすると、台無しです。このような態度の奥には緊張した心、ネガティブな思考が存在します。エゴが強く、他者を受容する余裕がない狭い心の状態です。

ヨガの利点は、体をリラックスさせて弛緩することで、緊張した心も緩めてくれることです。緩んだ心には余裕が生まれ、思考もポジティブになります。そしてそれは態度にも現れます。この態度が姿勢や所作の美しさに繋がっていくのです。

ヨガに学ぶ、ポジティブ思考の秘訣

ポジティブ思考の喩えとして、コップに半分入っている水の話は有名ですね。半分しかないと思うか、半分も残っていると思うか。また、大切なものが壊れると悲しいですが、大切と思わなければ何とも思いません。壊れたという事実は同じでも、対象物にどれくらいの価値を感じているかが心の反応を決めているということです。

では、その価値判断は誰がしているのでしょうか？　もちろんそれは私たち自身です。他人はそれほど価値を見出さないものでも、自分にとっては何よりも大事というようなもの、皆さんもありますよね。

大切と感じるものがあるのは良いことですが、必要以上にそれにとらわれてしまうのは良くありません。ヨガの哲学や仏教的な思想で「執着」と呼ばれるものです。別れた恋人のことをずっと想って苦しむのも、無くした宝物を探し続けるのも、失敗を悔やみ続けるのも全て執着です。自分にとって大切だったからこそですね。

一概に悪いこととはいえないと思いますが、執着の多くは過去の物事であり、現在の自分にとっては足枷になってしまうものです。また、執着は固執を生み、利己的になり、そしてとにかく我（が）が強くなっていきます。いわゆるエゴですね。

おおらかで健やかな状態であるためには、固執やエゴは少ないほうが良さそうですよね。なぜかというと、多くの物事に執着していると、世界が狭くなってくるからです。山に登って下界を見下ろした時に、なんて小さな存在なんだ、どうしてそんな小さなことに悩んでいるのだろうと思ったことのある方は多いと思います。俯瞰してみると、実は小さなことに執着しているものです。

この「俯瞰する」ということをヨガではとても大切にしています。

客観的に自分を鑑みるということですね。今ここにいる自分という存在に焦点を当て、過去や未来という現在形でないことに頭がいっぱいにならないようにする方法が、アーサナ（体操法）や、プラーナヤーマ（呼吸法）なのです。ヨガの実践は執着を減らし、心の余裕を高めることでポジティブな思考をつくってくれるのです。


少し練習してみましょう。

1分間以下のことをしてみてください。

呼吸法

目をつむって、呼吸している時の
肺の動き（肋骨の広がりまたはお腹の動き）を感じる。

体操法

目をつむって15秒かけてゆっくり手を横から上げて、

15秒かけて下ろしてみましょう。

どうでしたか？

今、体に起こっていることに意識をもっていくと、脳は過去や未来ではなく現時点に焦点が集まってきます。妄想は今を超えてどこまでも広がりますが、体は今ここにしかありません。体は過去にも未来にも飛んでいけませんね。体という現存たる事実に焦点を当てることが、ヨガの一つの技法なのです。

「万物流転」、「諸行無常」。形あるものはいつか壊れる。世の中は無常である。執着しないおおらかさはこうした考えからきています。変わりゆくものを受容して、今という時を生きることがポジティブ思考の秘訣です。そしてそれが、美しい態度をつくり、美しい所作、姿勢に繋がっていくのです。

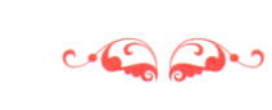

文化で見る後ろ姿

人間の筋骨や性格などは、遺伝要素が50％、環境要素が50％といわれています。進化という過程そのものが環境適応であることからもわかるように、私たちは、生存している環境に適した姿勢、骨格に変化してきたといえます。突然変異が起きても、それが環境に適応してなければ生き残れないのです。

ではどのような環境適応によって人の姿勢ができてきたのか、日本を中心に考えてみたいと思います。

日本は床の文化

西洋化した現代では椅子に座ることがほとんどですが、もともと日本では、床に座るのが普通でした。

江戸時代までは朝鮮の影響が強く、立ち膝が「正しい座り方」とされていました。茶道においても正座ではなく、板張りの床で立て膝や胡座(あぐら)が一般的でした。そして明治からは畳が普及したことで床面が比較的柔らかくなったこと、また教育勅語の影響から、正座をするようになりました。

ちなみに、椅子の国は、中国や多くの西洋文化圏で、床に座る文化はインドやタイなど世界から見たら少数派です。日本では横座りなども普通ですが、海外ではなかなかとらない姿勢です。

着物と姿勢

日本の民族衣装といえば着物。現代では成人式や、結婚式など人生の節目にしか着ないものになっていますが、明治時代前には着物、浴衣が基本でした。

着物を着ていると歩き方が内股で、すり足のようになります。着物がはだけないように歩くため、独特な歩き方になるのです。

そして姿勢も独特です。

着物のチャーミングポイントは「うなじ」ですね。「うなじ」がきれいに見えるのは少しなで肩で、頭を少し前に出した姿勢。

見本は竹久夢二の見返り美人ですね。すらっとして、なんとも柔らかな日本人の美しさを感じます。ドレスのすっと伸びた背中、伸びた頭とは違いますね。ですから、文化、装飾によって美しいと感じる姿勢が異なるのです。

本書では、主に現代のドレスが着こなせるような、西洋式な美しい姿勢を目指していますが、日本文化に合わせた美もまた、それはそれで美しいものです。ただ、日本文化は生物学的視点から見ると特殊であって、日本的な美しい姿勢では、走ったり跳んだりすることが難しくなります。

いわゆる健康的な体は、どちらかというとアフリカや西洋的なまっすぐに伸びた姿勢ですので、日本人であってもそうした機能を兼ね備えた美しい姿勢を目指すことは必要かなと思います。

日本文化は、江戸時代の平安な時代に適応した美を追求したものともいえます。効率性や機能性よりも美に重きがおかれているのです。だからこそ世界でも稀な文化として日本文化は魅力的なのだと思います。私も、年を重ねるごとに日本の美意識というものに思いを馳せるようになってきました。

体の専門家の視点からいうと、理想的には、着る服によってその服に適した姿勢や歩き方に変えられたら素晴らしいですね。

Fourth Chapter

第4章

美と健康に役立つヨガの知恵

ダイエット

ダイエットの基本は、体に取り入れるエネルギー量（カロリー）と、出て行くエネルギー量のバランスを整えることです。入ってくる量を減らすか、出ていく量を増やすか、またはその両方です。

理屈ではわかっていても、なかなかできないのが現実です。わかっちゃいるけどやめられない…。

ではなぜ間食したり、食べすぎたりするのでしょうか。食べた分、運動してエネルギーを消費すればいいのに、なぜそれができないのでしょうか。高カロリーなものが美味しいということもありますが、食べすぎる理由の多くはストレスの発散でしょう。気晴らしに、憂さ晴らしに食べてしまう。食べることは、散歩に行ったり、泳ぎに行ったりするよりも、すぐに気軽にできるため、つい習慣化してしまうのです。自分で作るならカロリーの調整もできるでしょうが、簡単に済ませられるスナック菓子やコンビニ弁当などに頼ってしまうと、カロリーも高くなりがちです。

カロリーを消費させる運動も、時間がない方にとっては、いくらいいとわかっていてもできないでしょう。


ヨガはストレスの対処に効果的です。そもそもアーサナは、ストレス状態の頭や体をリラックスさせるための方法です。アーサナは食欲の原因となるストレスを発散させると同時に、運動としてカロリーの消費もできます。一石二鳥ですね。

頭が疲れたなと思ったら、また集中力がなくなったなと思ったら、アーサナをとってみましょう。スナック菓子を食べるよりも体に悪影響を与えずに爽快にな

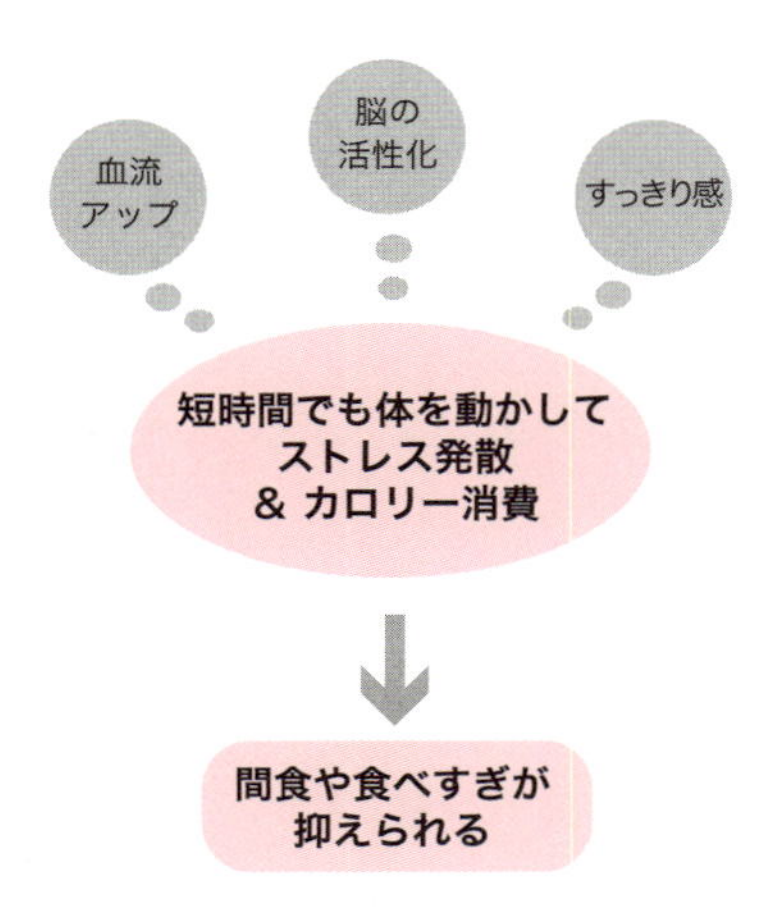

ダイエットのコツ

ります。

アーサナのいいところは、短時間でどこでもできることです。マットを敷けるスペースがあれば、家や職場、屋外でもできますし、形にこだわらなければ、椅子に座っていてもできます。


アーサナをとる時のポイントは、体の筋肉を伸ばすことです。シンプルに、たとえば立った状態から体を前に倒して上半身をぶら下げるだけでも構いません。太ももの裏や背中が伸びます。血流もアップしていい刺激になります。

このような体への刺激は、脳を活性化させ、すっきり感を与えます。お菓子やタバコ、カフェインなど、依存しやすいものはたくさんありますが、こうして体に軽い負荷をかけるだけで、そのようなものに頼らなくてすむのです。

アーサナにはいわゆる副作用がありません。伸ばしすぎて筋肉痛になったりすることもありますが、リラックスするための適度な伸ばしでは怪我は起こりません。朝起きた時の伸びをイメージしてもらえるとわかりやすいと思います。

また、アーサナをつなげて、有酸素運動のように行うこともできます。代表的なものに「太陽礼拝」（スーリヤナマスカーラ）という、いわゆる準備体操のようなものがあります。太陽に向かって礼拝する一連の動作で、12のポーズをつなげて呼吸に合わせてダイナミックに動くのが特徴です。

何度も繰り返すことで体が温まり、代謝が上がります。また、頭の中を空っぽにするにも適している方法です。有酸素運動は20分程度が効果的といわれますが、動きに集中しているとあっという間に時間が過ぎます。時間よりも呼吸や動きに集中すると継続しやすいでしょう。

次のページから、太陽礼拝（簡易バージョン）の順番とそのやり方をご紹介します。

太陽礼拝の一連の順番です。
各アーサナのやり方は、
次のページから
それぞれご紹介します。

礼拝

1 開始
合掌

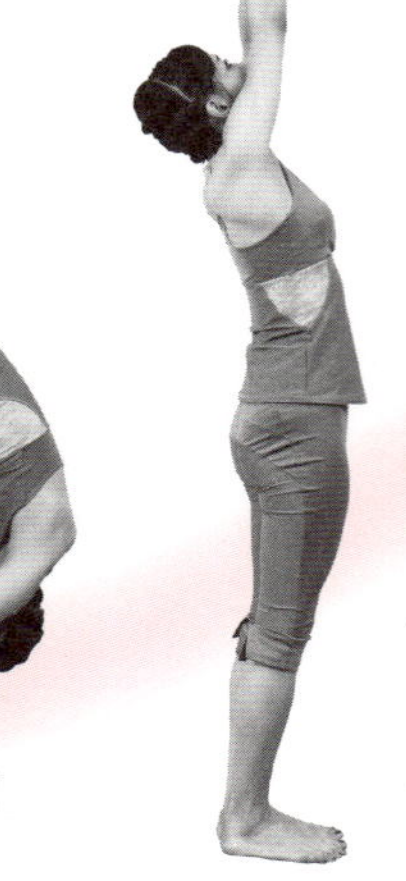

2 手を上げる

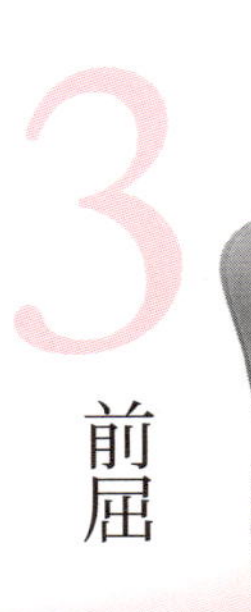

3 前屈

10 前屈

11 手を上げる

12 合掌

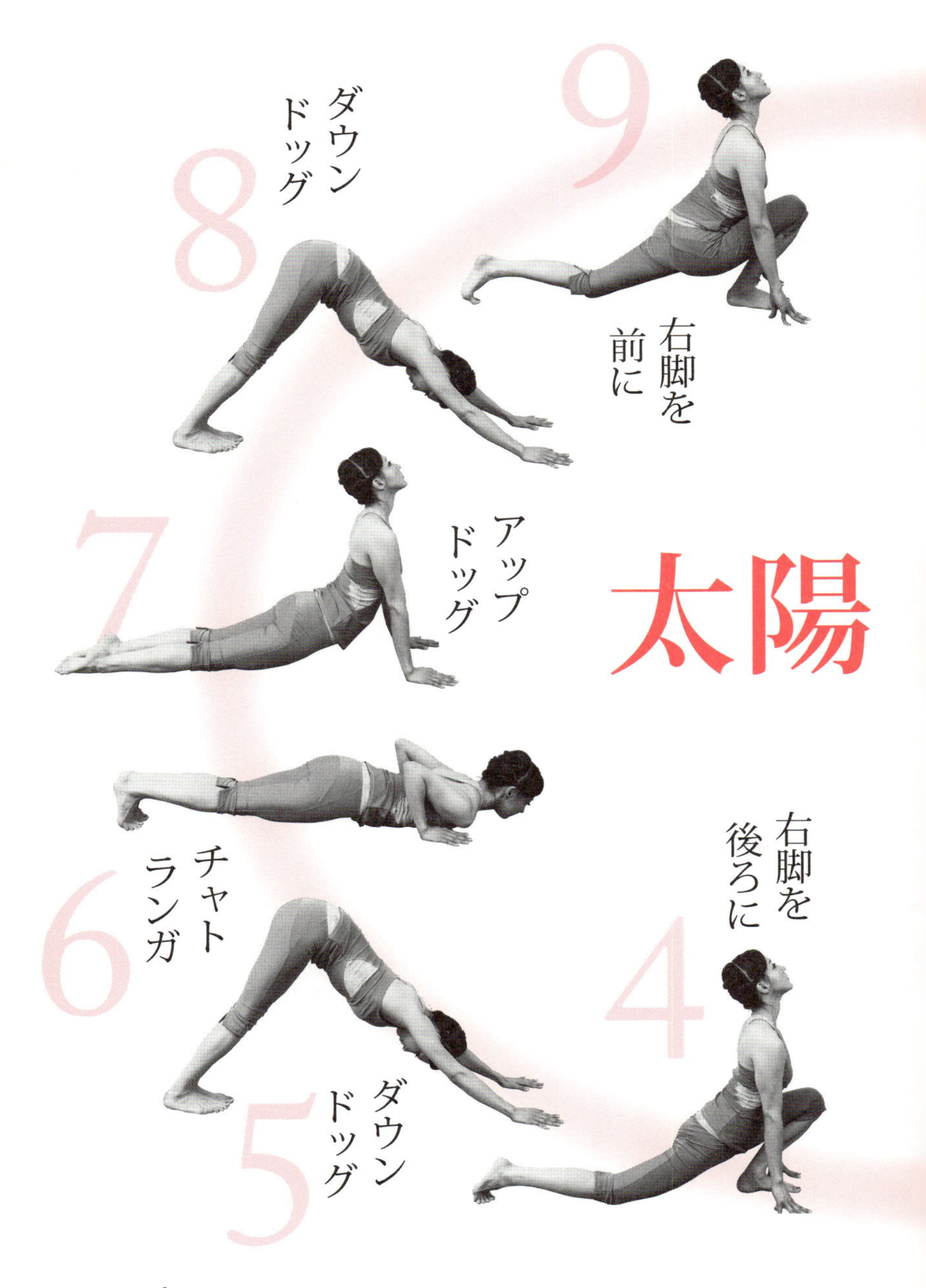
9
右脚を
前に
8
ダウン
ドッグ
7
アップ
ドッグ
太陽
6
チャト
ランガ
5
ダウン
ドッグ
4
右脚を
後ろに

1 開始

両手を胸の前で合わせる。心を落ち着けるとともに、体の中心を感じる。

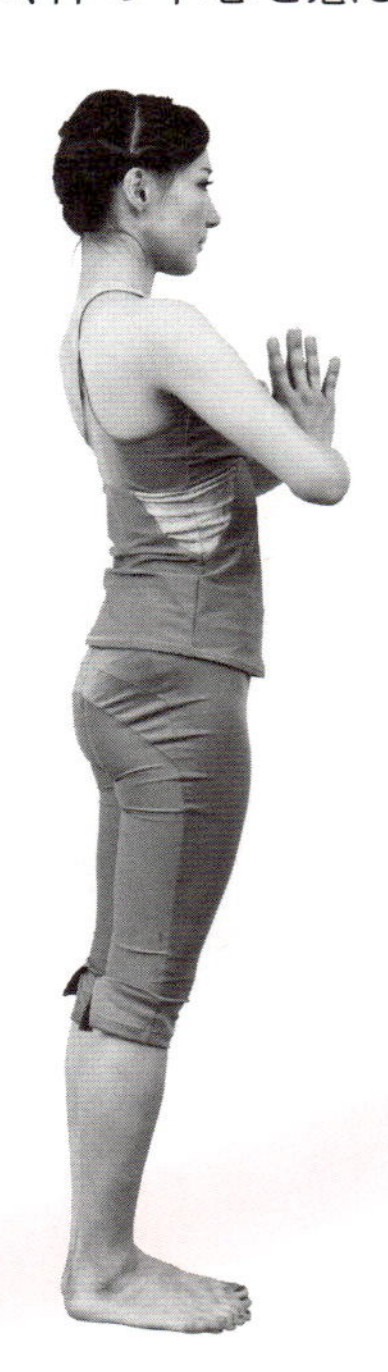

2 手を上げる

両手を天井に向けて上げる。視線も親指を見るように上げる。（吸う）

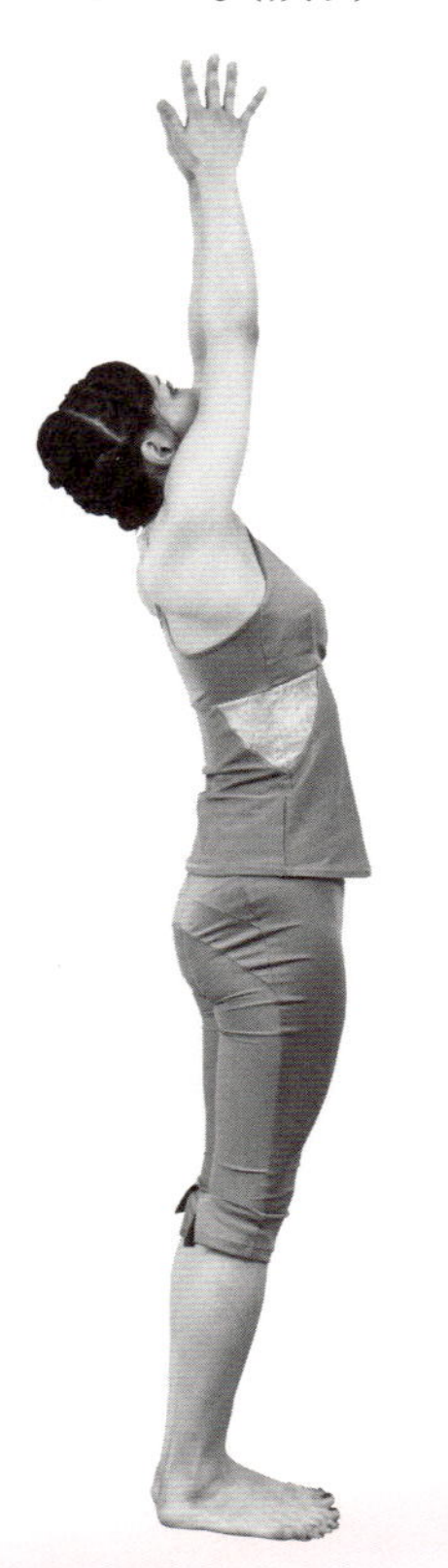

3

前屈

前屈する。脛に額を近づけるつもりで。背面の伸びを感じる。(吐く)

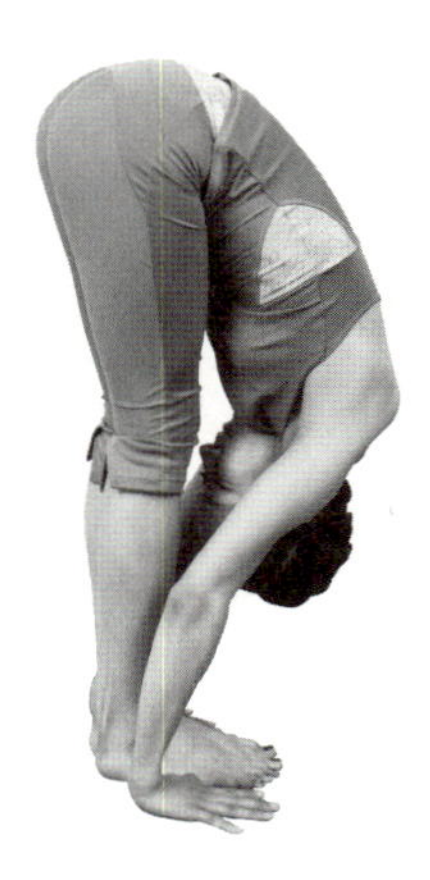

4

右脚を後ろに

右足を後ろに引いて伸ばす。首の前も同じく伸ばし、体の前面の伸びを感じる。(吸う)

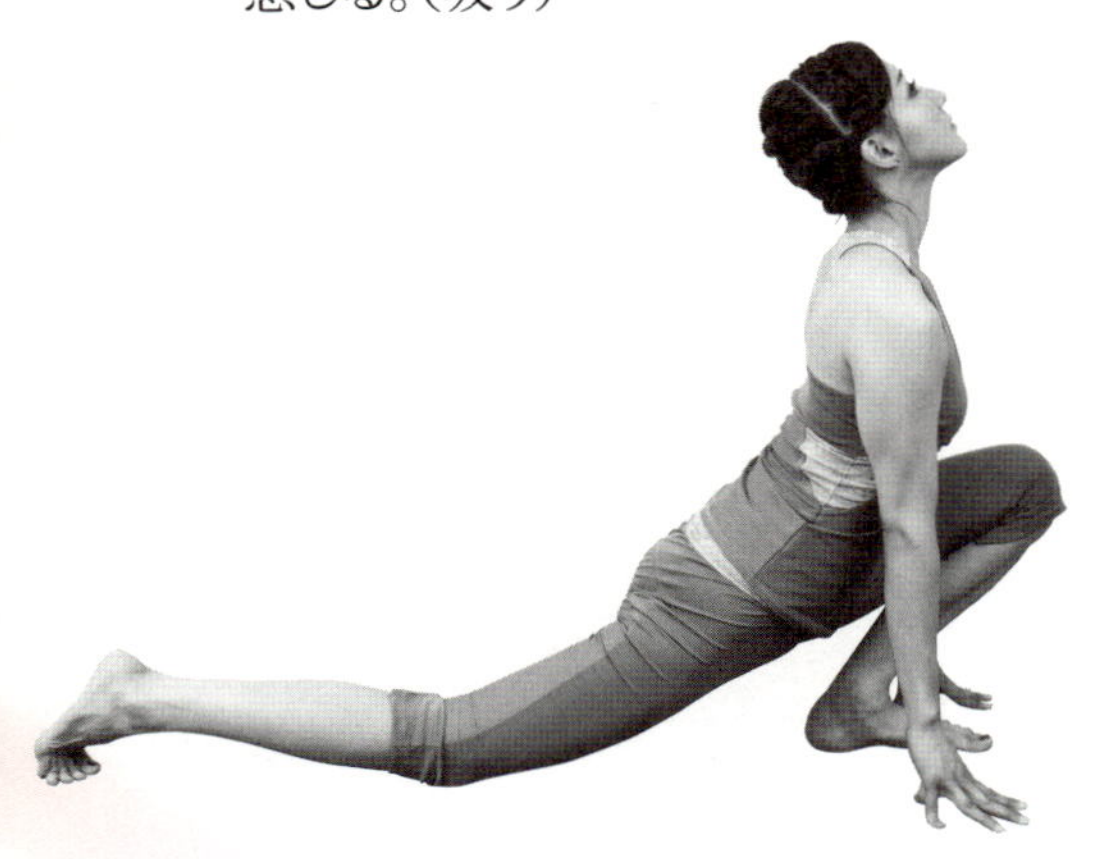

5 ダウンドッグ

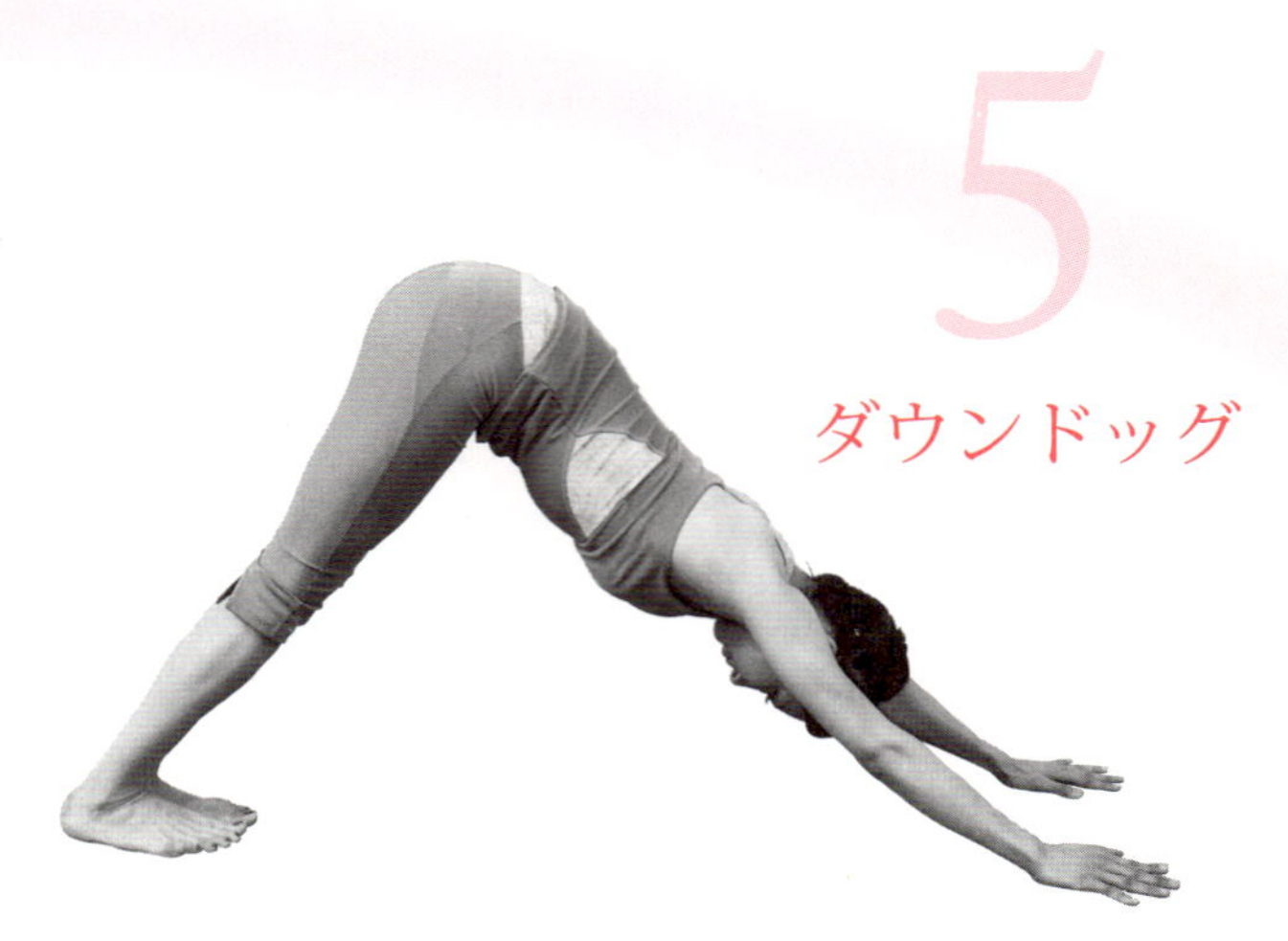

手で床を押して、お尻を天井に引き上げる。
できれば踵を床につけて膝を伸ばす。（吐く）

6 チャトランガ

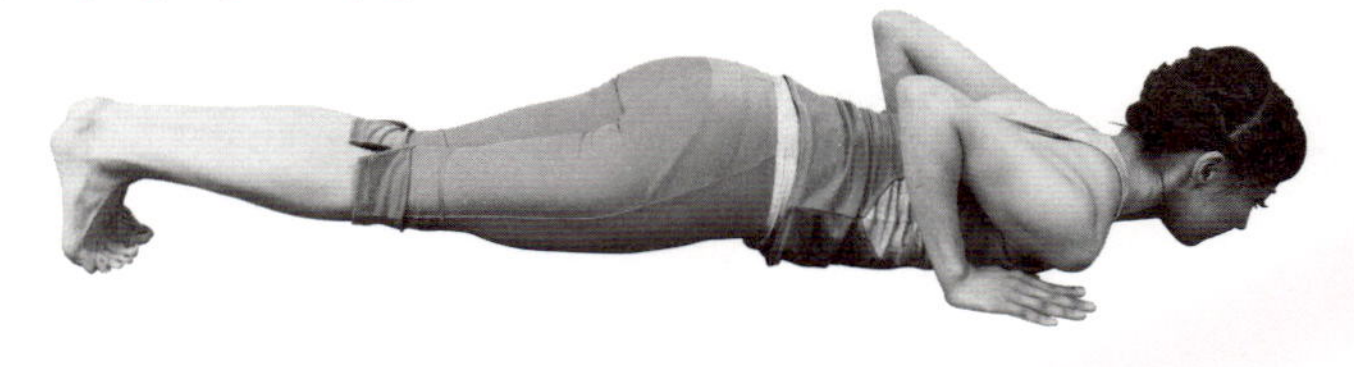

腕立て伏せのようにして、床に体を近づける。
首は伸ばして腕を体に引き寄せる。（吐く）

7 アップドッグ

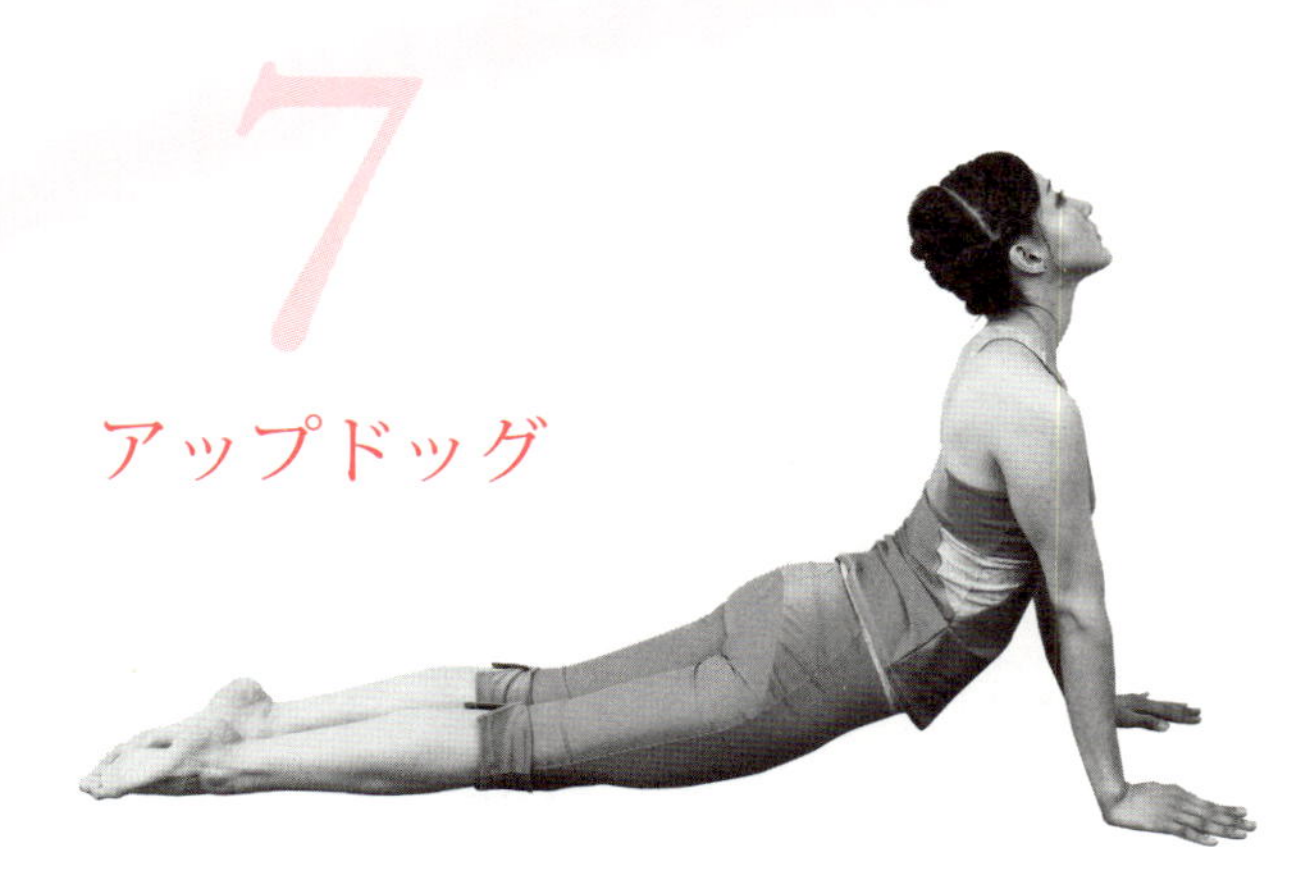

鼠径部から首まで、前面を伸ばすつもりで体を持ち上げる。
脇を締めて床を押す。（吸う）

8 ダウンドッグ

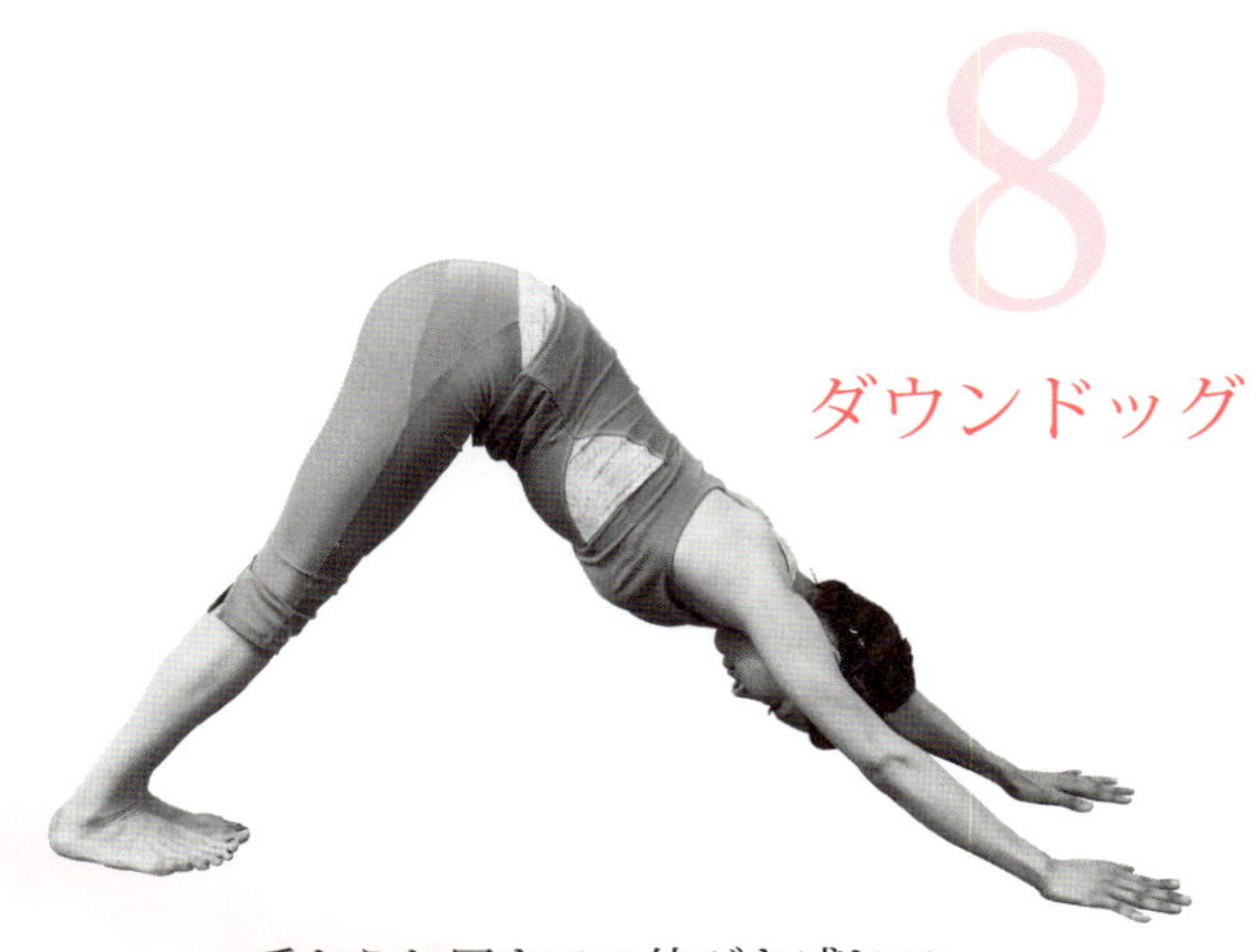

手からお尻までの伸びを感じて、
体の中心をつくる。（吐く）

9

右脚を前に

右足を前に出して４番と同じく
体の前面を伸ばす。（吸う）

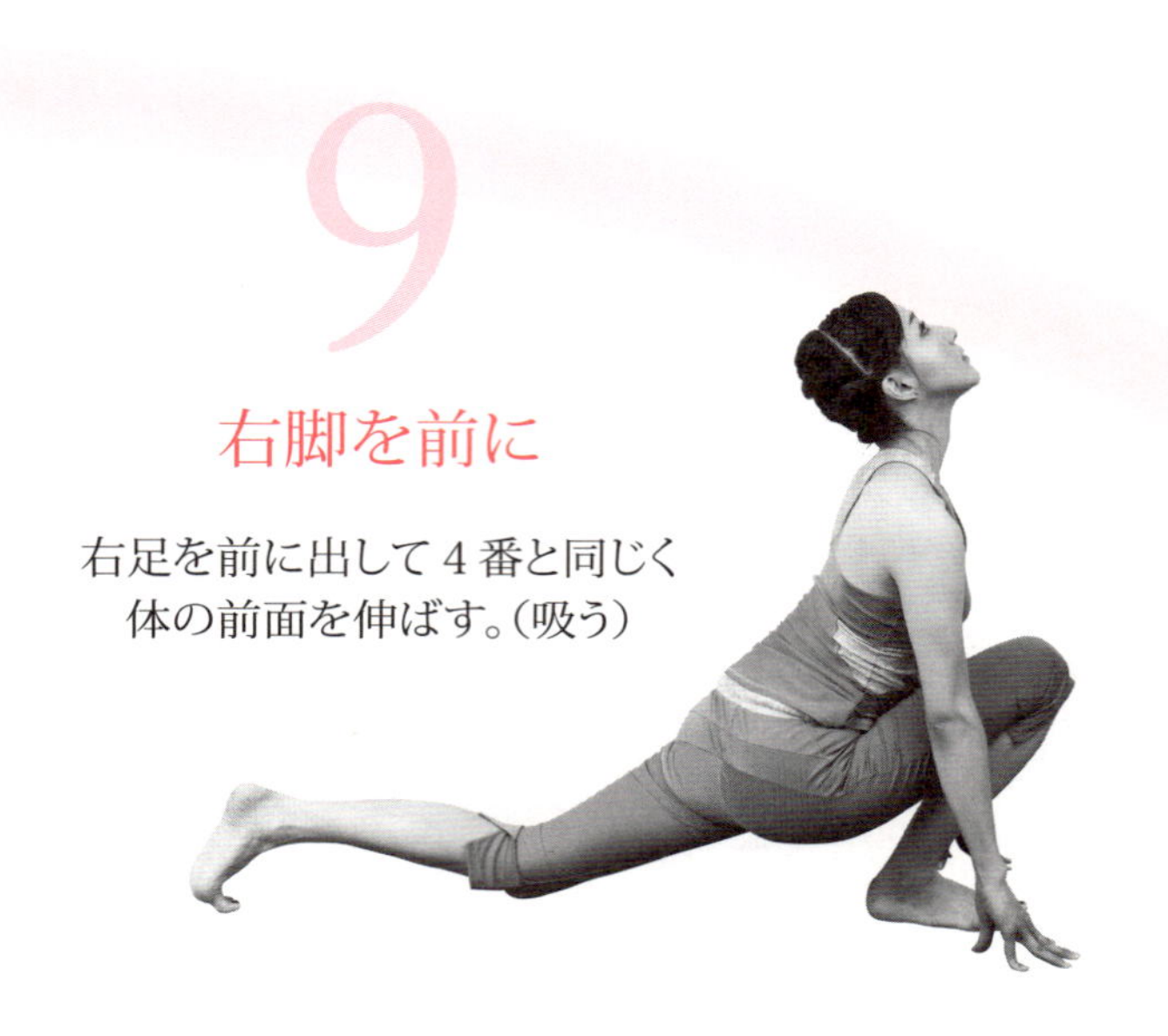

10

前屈

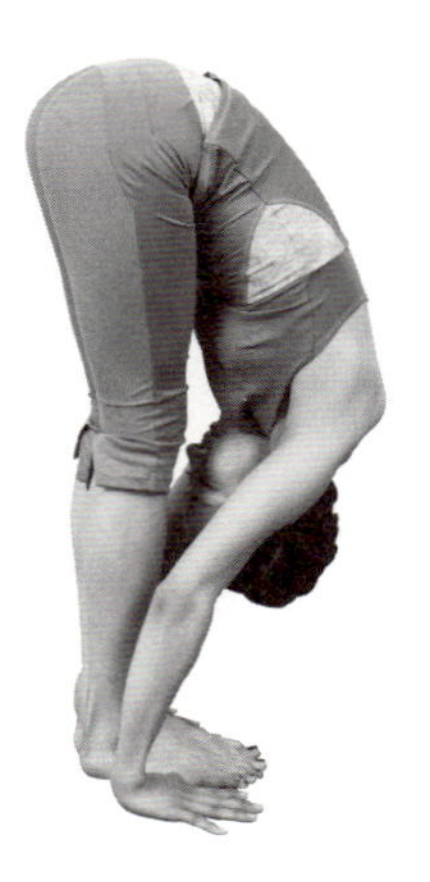

足を前に寄せて前屈する。（吐く）

11

手を上げる

ゆっくりと体を起こしながら手を上げる。体全身の伸びを感じる。（吸う）

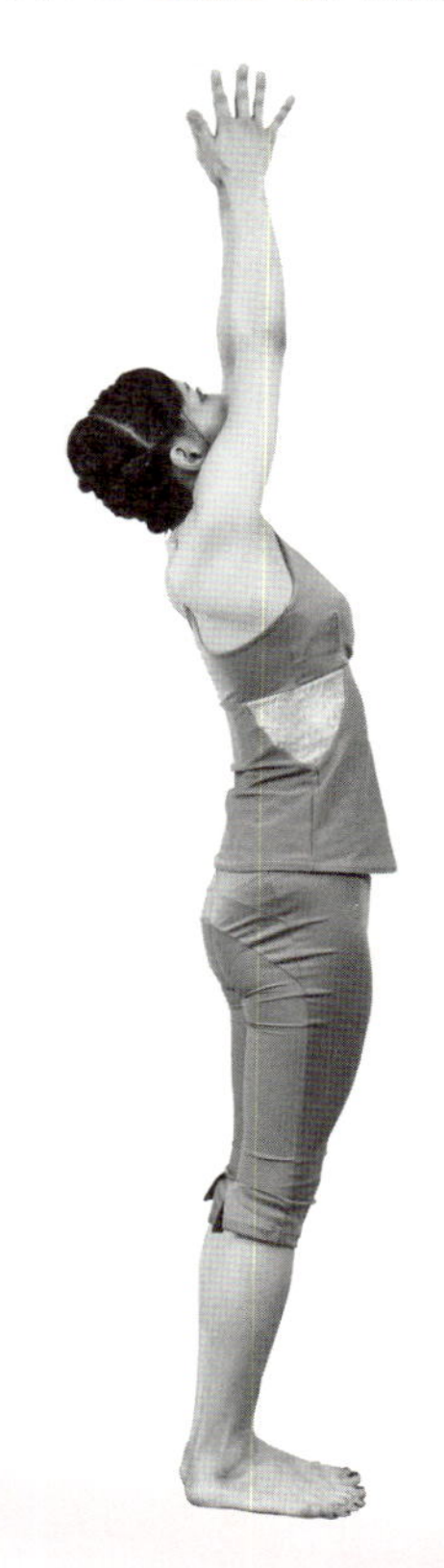

12

合唱

両手を胸の前で合わせて心と体を落ち着かせ、自分の内面を見つめる。（吐く）

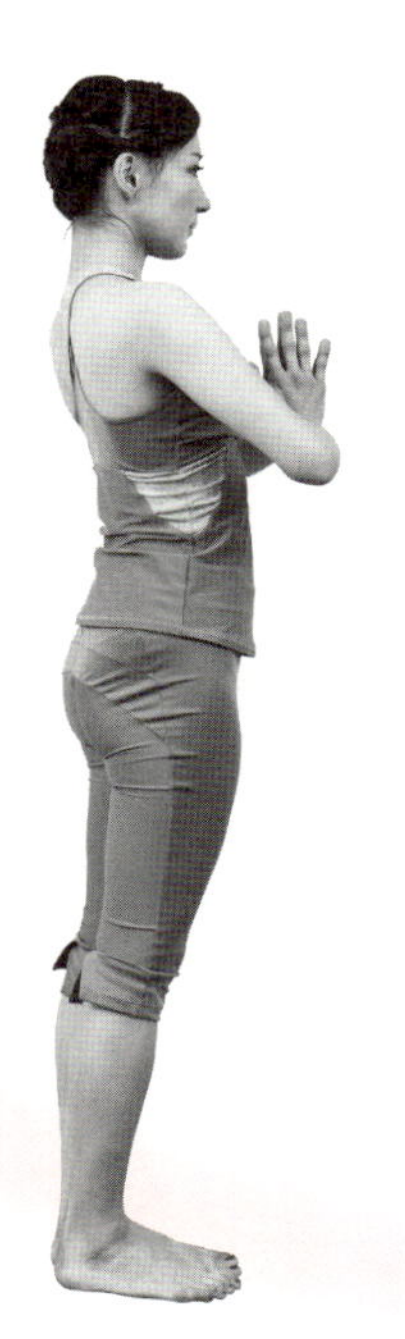

アンチエイジング

ヨガをしている女性は年齢不詳の方が多いのは事実です。肌もきれいですし、目も輝いていています。若々しさの秘訣は何なのでしょうか？

健康の基本は、「運動」「食事」「適切な睡眠」による規則正しい生活ですが、なんとヨガをしていると、これらが自然に整ってくるのです。

まずは運動ですが、ヨガのアーサナの練習は、決まった時間に行うようになる方が多いです。朝出勤前に、仕事から帰ってきて夕飯の前になど、生活の中で練習でき

アンチエイジングの秘訣

る時間が決まってきます。そうすると生活にメリハリが生まれ、生活リズムも整ってきます。不規則な生活をしていると、食生活や気持ちの乱れにもつながりますが、運動を取り入れることで生活全体が整ってくるのです。

また、激しい運動は活性酸素を多くつくり、体を酸化させてエイジングを早めるといわれていますが、アーサナは運動強度としてはウォーキング程度です（流派によって差はあります）。血流が良くなり、体温も上がりますが、体にとって過剰にストレスになるものではありません。ほどよい適度な運動は、新陳代謝を適度に高めて、老廃物をため込まないため、若々しい体をつくってくれます。

次に食事ですが、アーサナの練習をしていると体の調子や変化に自然と意識が向くようになり、敏感になります。昨日食べすぎて体が重いとか、お肉が多すぎて胃がもたれるなど感じられるようになります。それによって、自然と自分にとって調子を良くする食べ物かそうでないかがわかるようになります。

私もヨガを始めてから食べられなくなったものがあります。いわゆるファストフードです。確かにヨガをする前も食べた後は調子が良くなかった気はしますが、そこまで敏感ではありませんでした。今はお腹から調子の状態がわかります。敏感というと少し神経質に思われるかもしれませんが、体質によって合う、合わないは当然あります。それを体を通して感じることができるのです。

最後に睡眠ですが、睡眠は量よりも質が大事です。ヨガをするようになると寝つきが良くなるという声はよく聞かれます。リラックスして力を抜くことが上手になるからでしょう。人は、人間関係や不安、恐怖など、日常生活の軋轢やストレスから、自然と体に力が入ってしまっています。この緊張は無意識的なものであるため、自分が緊張しているということに気づいていません。

ヨガのアーサナには、体をリラックスして解放させていくものが多く入っています。特に多くのヨガクラスの最後に行う「シャバアーサナ」は、死体のポーズといって、体を大地に預けて完全に弛緩していくポーズです（仰向けになり、両手のひらを上に向け、軽く目を閉じます。42ページ）。初めてヨガをやる方は、意外とこの完全に弛緩することの難しさを感じると思います。徐々に体の力を抜いていくことを習得すると、睡眠にも楽に入っていくことができます。

「運動」「食事」「適切な睡眠」に基づいた、規則正しい生活。これらがアンチエイジングのポイントであり、ヨガをすることで自然と整ってくるのです。

心のあり方

ヨガのとても大事な要素に、ヨガの道徳部門である「ヤマ」（禁戒：してはいけないこと）、「ニヤマ」（勧戒：積極的に行うべきこと）があります。ヨガのポーズをとることだけがヨガではありません。「ヤマ」（禁戒）も「ニヤマ」（勧戒）も、ヨガの道を進む上での大切な基盤となるものであり、自分自身と照らし合わせて実践していくことが大切です。

●ヤマ（禁戒）

はじめにご紹介するのは、ヤマ（禁戒）です。日常生活の中で、してはいけないとされている、社会的な道徳です。５つのキーワードをご紹介します。

1．アヒンサー（非暴力）

インドを独立に導いた指導者、ガンディーの非暴力不服従で有名ですね。ヨガの精神の根底にあるものといってもいいかもしれません。

暴力は幸せを奪うものです。肉体的暴力は他者を傷つけ、悲しみを生みます。精神的暴力、言葉の暴力も、同じく心に傷をつけます。人を傷をつけると、相手だけでなく、傷をつけたという事実を背負う自分自身にも悲しみは降りかかってきます。暴力は幸せを奪うものであって、暴力で幸せになることはありません。思いも言葉も行動も、人を傷つけるものであることがないようにしましょう。

2．サッティアン（嘘をつかない）

これは社会生活を送る上での基本ですね。嘘をつくとそれを取り繕わなければならず、嘘はさらに大きくなってしまうものです。人に嘘をつくことは、自分に対して嘘をつくことでもありますので、そのようなことを積み重ねていると、誰よりも自分が苦しくなってしまいます。

人間関係を強固にしてくれるのは、何よりも信頼です。飾らずありのままの自分であることが、ありのままの幸せなのでしょう。

3．アステーヤ（盗まない）

盗まないこと、奪わないことです。エゴ（自我）が強く、利己的であると、そのような行動に出てしまいます。

盗みの対象は、物だけでなく、時間や喜びなども含まれます。他者の大切な時間や喜びを奪うことも盗みになるのです。待ち合わせの時間に遅刻したり、約束を破ったりするのも「盗み」だと思うと、身が引き締まりますね。

4．ブラフマチャールヤ（規則正しい生活）

規則正しい生活は、健康の基盤です。体には、日とともに起き、闇とともに寝るというリズムがあり、ホルモンや精神もこのリズムに則っています。

規則正しい生活習慣は、体内リズムを整えてくれます。このリズムと同調していると、心身は一番無理なく機能します。寝不足や夜更かしで日中眠くなるようでは、日中の活動性も低下しますし、いずれ体は悲鳴をあげてしまいます。休日も含めて、できるだけ自然のリズムに沿った生活ができるといいですね。

5. アパリグラハ（抱え込まない）

買い過ぎ、食べ過ぎなど、生活の中で過ぎることは多いですね。過ぎることは、は体にも心にも負担になりますので、手放すことが大切です。

後悔も抱え過ぎの一つです。過去を変えることはできません。失敗したのであれば反省して、今後の教訓にすれば前に進む糧になります。過去のことに執着していては停滞してしまいます。過去のことは割り切って、前に進んでいきましょう。

●ニヤマ（勧戒）

「ニヤマ」（勧戒（かんかい））は、積極的に行うべきことで、理想的な自分のあり方を提示してくれます。こちらも5つのキーワードをご紹介します。

1. シャウチャ（清潔）

集中してヨガを練習するには、清潔な環境が必要です。整った環境にいるだけで心が落ち着きますね。また、清潔な身だしなみは、相手に良い印象を与えることができます。

清潔であるということは、心に曇りがなく良い状態であるということでもあります。汚く散らかった部屋や、清潔感のない身だしなみ、またムスッとした顔も、心が曇っているということでしょう。いつも心身ともに清らかでいたいですね。

2. サントーシャ（知足）

欲望には際限がありません。あれが足りない、これが欲しいと、次々と目移りし、落ち着きを失ってしまいます。

私たちは、呼吸ができる、食事ができるなど、当たり前のことの中に「有り難さ」があり、すでに満たされているのだという事実に気づく必要があります。足りていることを知るということは、ヨガの練習でもあるのです。

3. タパハ（規律正しい行い）

行いが自分の全てです。行いに応じて結果が返ってきます。自分の日々の言葉や態度は、まさにその人をつくっているのです。自分を律することはとても大切です。

多少演じている部分があったとしても、それを長く続けていれば、それが自分になります。気品のある人とない人、あなたはどちらになりたいですか？　その気品は、言葉や態度がつくっているのです。

4. ソヴァーディヤーヤ（自己を学ぶ）

自分とは何か、それは人が抱く大きな問いではないでしょうか。肩書き、年齢、性別、変わらない自分と変化する自分。少し難しい問いですが、ヨガでは「真我（しんが）」という本来の自分、変わらない自分を探していきます。

人間は、「自我」（エゴ）と「真我」を併せ持っています。真我は簡単にわかるものではありませんが、自分は生かされている存在であることに気づけると、自我（エゴ）にとらわれることが少なくなっていきます。
他人の目を気にして自分でなくなることは、苦を生む原因の一つでもあります。そのような場合は、社会でつくられた自分から離れて、素の自分に戻れる時間があると、肩の荷が軽くなるはずです。

5. イーシュヴァラプラニダーラ（自然摂理の理解）

自然世界は、私たちの人知を超えています。そして私たち自身も自然の一部です。悩んでも仕方のないことは、いくら必死で悩んでも、解決策や道は見出せません。エゴ（自我）を手放し、委ねることで、無用な悩みから解放されます。

ご紹介したヤマ（禁戒）、ニヤマ（勧戒）は、社会と自分のちょうどいい関係をつくっていく上での指針になります。あまり哲学的になってしまうと難しいですが、ことわざや教訓のようにして、先人の知恵を今に生かしていきましょう。

リラックス

体が緊張していると、血流が悪くなり新陳代謝が滞ります。肌にも内臓にも血流は大切です。血管は筋肉の中を通っているものも多く、筋肉が緊張していると粗血状態になってしまいます。筋肉の緊張をリラックスさせると心もリラックスします。健康のためにリラックスはとても大切な要素です。

猫や野生の動物を観察してみると、ほとんどの時間をぐうたらに過ごしているように見えませんか？　せっかく動物園に行っても、寝ている動物ばかりでがっかりということはありませんか？　映画やドキュメンタリーなどは、捕食時のダイナミックな映像を伝えますが、それは1日の中ではほんの瞬間のこと。私たち人間も、同じ動物として本来はリラックスしていることが自然なのです。

自律神経は、交感神経と副交感神経から成っており、この2つがバランスをとりながら働くことで、心身の健康が保たれています。しかし現代の生活の中では、人間関係や仕事のストレス、不規則な生活などによって心身の緊張状態が続き、交感神経が優位な状態に傾いている方も多くいます。

多くの心や体の不調の背景に、この交感神経の過剰緊張があります。投薬やカウンセリングだけでは、根本的な解決につながりません。自分で心身の緊張を解き、生活習慣を変えていく具体的な方法を習得することが望ましいです。

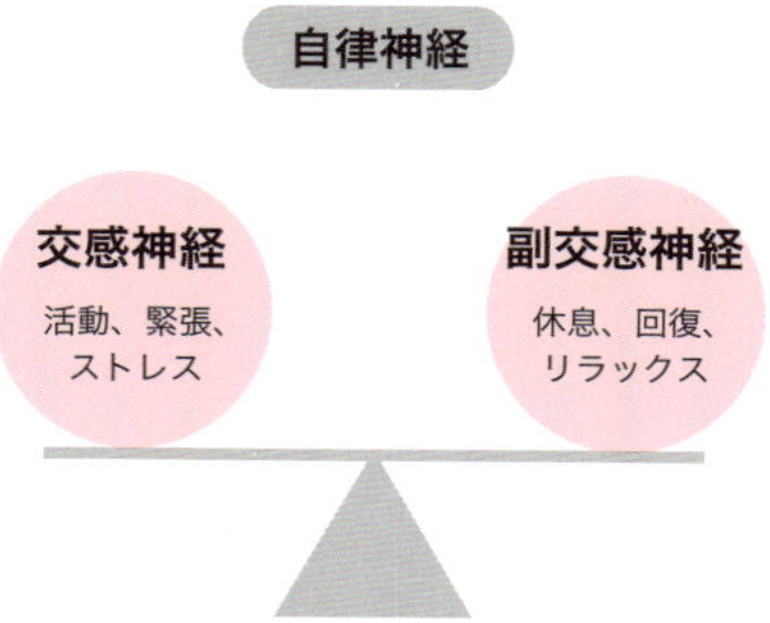

何もせずに寝ていれば快適かというと、そうでもありません。休日に何もする気が起きず、二度寝して布団の中でダラダラしていると楽なような気がしますが、どうでしょうか。お昼くらいにのそっと起き上がると、体はだるいし、頭もぼーっ

自律神経

交感神経
活動、緊張、
ストレス

副交感神経
休息、回復、
リラックス

自律神経のバランス

として、なんともを損した気分になりませんか？

逆に、少し気合いは入りますが、散歩に出かけて早朝の公園や河川敷を歩いてみると、自然な爽快感が感じられるでしょう。ヨガのアーサナも、散歩のように気持ち良く体を動かすことでリラックスする方法です。何もしないという脱力ではなく、あえて体を使うことでその後リラックスに入っていきます。

ヨガのクラスでは、アロマやキャンドルを使うことがあります。よい香りにも心を鎮める働きがあるものが多いです。

また、炎の揺らぎを見つめることも、心を鎮めます。ヨガには、炎を見つめて涙を流し、目を浄化する「トラタク」という方法もあります。これは無意識領域の感情を解放する方法でもあります。

涙には、心をリセットしてくれる働きがあります。大人になるとなかなか泣く機会は少ないですが、あえて感動的なドラマを見たりして、我慢せずに思いっきり泣くことも、ときにはいいですね。

瞑想

瞑想は、頭の中を雑踏から静寂に変え、落ち着いた心をつくってくれます。

仕事のことや日常雑務で、いつも頭の中がいっぱいになっている方は多いと思います。頭は、考えるのが癖のようなところなので、何かしら私たちは独り言を話しています。そして、大体の考えごとは未来のことか過去のことです。「こうなったらどうしよう」「～しなければよかった」等々。考えごとは記憶や経験に依存していますので、考えるなといってもどうしても考えてしまいます。

瞑想というと難しそう、修行僧がやるもので自分には関係ないと思われがちですが、何かに夢中になって時を忘れるような場合も、一種の瞑想状態といえます。

思考というものは言語が担っています。頭の中での独り言のように、言葉が考えを導いていています。ですので、考えを消すには言葉を消せばいいということになります。

その具体的な方法が、「感じる」ということなのです。音楽に夢中になっている時や、食べることに夢中になっている時は、考えているというよりも感じているでしょう。感覚器官を研ぎ澄ませて、その感覚に集中することは、日常の中でもできます。

集中したい時に自然と目をつむることがありますよね。人は、外界からの情報のほとんどを視覚情報に依存しています。ですので、効果的に感覚に集中するために目をつむることはお勧めです。あえて視覚情報を遮断することで、ほかの感覚に注意を向けることができます。

たとえば音楽を聴く時に、また食事を味わう時に、目をつむってみてください。頭の中の言葉が消えていくでしょう。感覚を味わうことで、容易に考えを消すことができるのです。じっと座って特別な時間をつくらなくても、感覚を楽しみながら悩みを軽減することができるのです。自分が好きなことを十分に感じることで、上手にストレス解消ができるといいですね。

瞑想の大切な要素の一つとして、じっとしているということがあります。基本的に瞑想法は座って行います。座禅を考えるとわかりますが、じっとしているのも実は大変なことです。痒いところが出てきたり、足が痺れたり、疲れたりと、体は様々なサインを私たちに出してきます。

では、なぜじっとしなければならないのでしょうか？

整った姿勢は、整った心にもつながります。悩んでいる時、人は頭をかしげますね。これは心の状態が体に表出しているいい例です。逆に、姿勢からも心は変わります。堂々とした姿勢はポジティブな心を、小さく縮めた姿勢はネガティブな心につながることが、研究でも示されています。心と体は表裏一体なのです。

じっとしているのにはコツがあります。それは体の真ん中にまっすぐな線を意識することです。想像してみてください。まっすぐに積み上げられた積み木と、ガタガタに積み上げられて今にも崩れそうな積み木があったとします。前者の整った姿勢は体への負担がありませんので、体の緊張も最低限です。後者のような姿勢をとっていると、体を安定させようとしてかえって緊張していきます。じっとしているためには、体の真ん中を探していくことが大きなポイントなのです。

このように瞑想は、心と体を整えて、調和のとれた心身に導いてくれる方法なのです。日常生活の中で、何かに夢中になって時を忘れるような時間を増やして、頭をクリアにしてみて下さい。

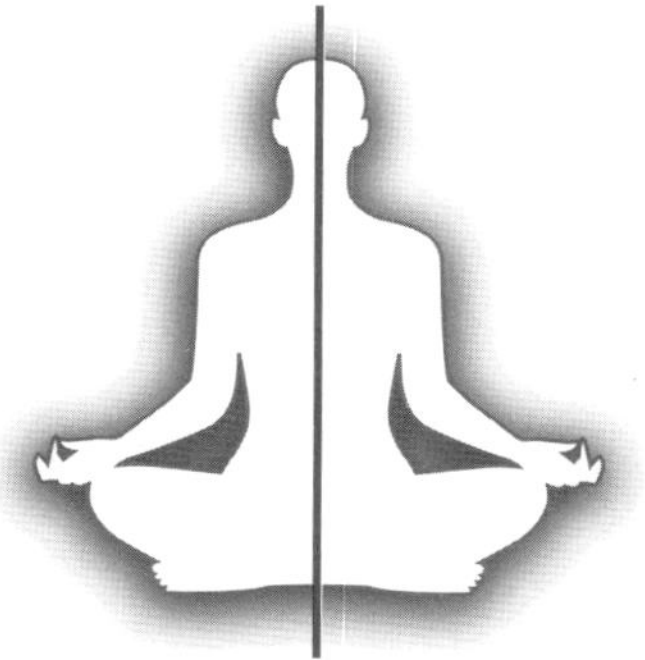

座って瞑想する時
体の真ん中にまっすぐな線が
通っていることを意識すると、
姿勢も心の状態も整う

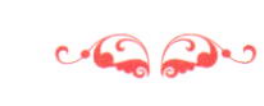

食事

ヨガの愛好家には、ベジタリアンが多くいます。日々アーサナの練習をしていると、動物性の食べ物を多くとると体が重くなることに気づきやすくなります。すると、体が欲するままに、自然と野菜中心の食生活になっていくのです。ただ現代は低タンパク質の方が多く、そうすると筋肉量が減少して代謝も落ちてしまいます。ですので、お魚や大豆などを多めにとることを個人的にはお勧めしています。

ヨガのある生活に、アーユルヴェーダ（インド・スリランカの伝統医学）の食事法を取り入れる方も多いです。アーユルヴェーダでは、自分の体質に合わせた食べ物で、3つの性質のエネルギー、風「ヴァータ」、火「ピッタ」、水「カパ」のバランスを整えていきます。

アーユルヴェーダでは、栄養素だけでなく、食事をとる時間や、季節に合っているか、食べる本人の体調なども大切にされています。いくら体にいいといわれるものも、体調がすぐれない時はうまく消化吸収することができません。

ヨガの大きなコンセプトは「肯定」です。インドは多くの民族がいる国であり、肯定し合わなければ成り立ちません。たとえ考え方が違っても、同じ人間として互いに尊重し合い、理解し合う世界がよいでしょう。

食事に関しても、あれはダメこれはダメといいすぎると狭い考えになってしまいます。食事は、幸福感を感じさせてくれる人生の中でとても大切な時間です。ストイックになりすぎず、楽しく、健康的な食生活を送っていただきたい思います。

Afterword

おわりに

「後ろ姿美人ＹＯＧＡ」、いかがでしたでしょうか？　本書によって皆さんの後ろ姿が、人からハッとされるほど美しくなっていれば最高です。また、自分では忘れがちな後ろ姿に意識を持っていくことの大切さも伝わっていれば嬉しいです。

本書では、後ろ姿の美しさはもちろん、ヨガのエッセンスをもとに、心の美しさからアンチエイジグまで、健やかに生活するためのヒントをご紹介しました。

人生をプラスに変えていくためのヒントは、たくさんあります。たとえば、口角を軽く上げてみましょう。上がっているだけで、なんだか気分が良くなってきませんか？　笑顔は人生を前向きにしてくれます。大げさと思われるかもしれませんが、人生がプラスの方向に向きます。逆に口角が下がっていると、気分も人生も落ち込んでしまい、人からも不機嫌なのかと思われかねません。口角一つでこんなにも変わるのです。

このように、ポジティブに変化できる方法は実はたくさんあり、本書でもそうしたことをお伝えできればと思いながら執筆しました。今はピンとこなくても、あとから「あぁそういうことね」という内容もあるかと思いますので、難しく考えず実践していただきたいと思います。何事もご自身の体に落とし込んで、初めて納得できるものだと思います。

新しい習慣を身につけるには時間がかかりますので、ときどき読み直しながら続けて取り組んでみてください。走るのと一緒で、マイペースで楽しみながら進んでいくことがコツです。

最後に、編集者の木村麗さん、撮影協力していただいた神楽坂ホリスティッククーラの石垣英俊院長、モデルの真緒里さんに感謝をお伝えしたいと思います。ありがとうございました。

著 者● 中村尚人（なかむら なおと）

理学療法士、ヨガインストラクター、ピラティスインストラクター。株式会社Ｐ３代表取締役。理学療法士として医療・介護分野にて臨床経験を積むなかで、予防医学の重要性を感じ、ヨガとピラティスのスタジオ「TAKT EIGHT」を立ち上げる（東京・八王子）。アンダーザライト ヨガスクールでは、ヨガおよび解剖学の講師を担当。著書に『ヨガの解剖学』『ヨーガでゆがみを探して調整する』（BAB ジャパン）など。
＜ TAKT EIGHT ＞ http://www.takt8.com

写真撮影 ● 漆戸美保
モデル ● 真緒里
イラスト ● サン企画
本文デザイン、装丁 ● ギール・プロ

美とアンチエイジングの要は「背中」！
後ろ姿美人YOGA

2016年４月30日　初版第１刷発行

著 者
中村尚人

発行者
東口敏郎

発行所
株式会社BABジャパン
〒151-0073　東京都渋谷区笹塚1-30-11 中村ビル
TEL 03-3469-0135　FAX 03-3469-0162
URL http://www.therapylife.jp
E-mail: shop@bab.co.jp

郵便振替
00140-7-116767

印刷・製本
大日本印刷株式会社

ISBN978-4-86220-964-1　C2077